U0051961

貧血保養
完全手冊

跟倦怠、頭痛、失眠說bye-bye！

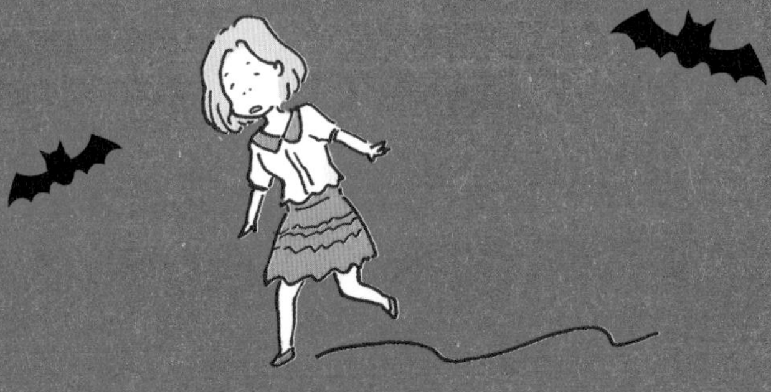

醫療法人社團鐵醫會Navitas新宿．貧血門診
濱木珠恵 著

前言

總覺得每天都累累的，
我體力也太差了吧。
對了，健康檢查結果被告知有貧血，
不過並沒有對日常生活造成困擾。
外出回家後雖然有種疲累不堪的感覺，
但大家肯定都和我一樣。
這種程度的疲憊是正常的，沒必要太在意……

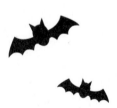

明明已經嚴重貧血，
卻仍抱持這種想法的女性多到令人嚇一跳。
如果疲倦是貧血引起的，
放任不管，讓健康日益走下坡未免太荒謬。
成年女性的貧血，絕大多數是鐵質不足造成的。
若能妥善因應，可以完全改善，

放著不治療真是太可惜了！

現代社會的女性，每天都忙得團團轉，
身體與情感劇烈波動，
宛如坐雲霄飛車。
再加上容易受到月經周期、人際關係、生活紊亂，
以及氣壓變動等各種影響，
實在沒必要再刻意為自己製造負擔。

身體正超乎妳所感受到的默默努力著，
請察知這一點。

好好照顧、維護自己的身體，
日常生活也許就能過得輕鬆自在。

醫療法人社團鐵醫會 Navitas 新宿・貧血門診
濱木珠惠

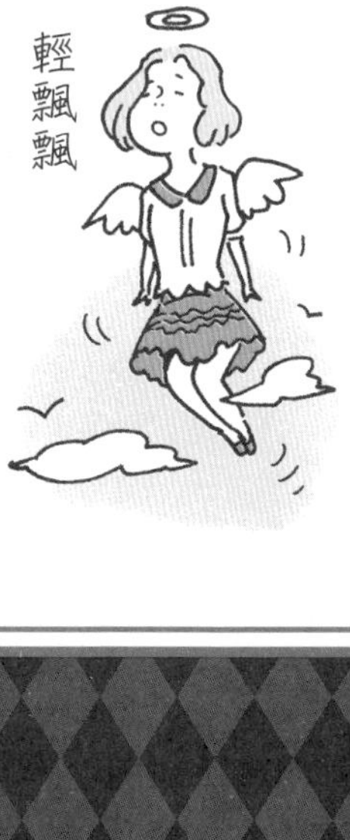

因貧血而血液不足的德古拉女子正急速增加中!?

身體的毛病可能就是貧血引起的！

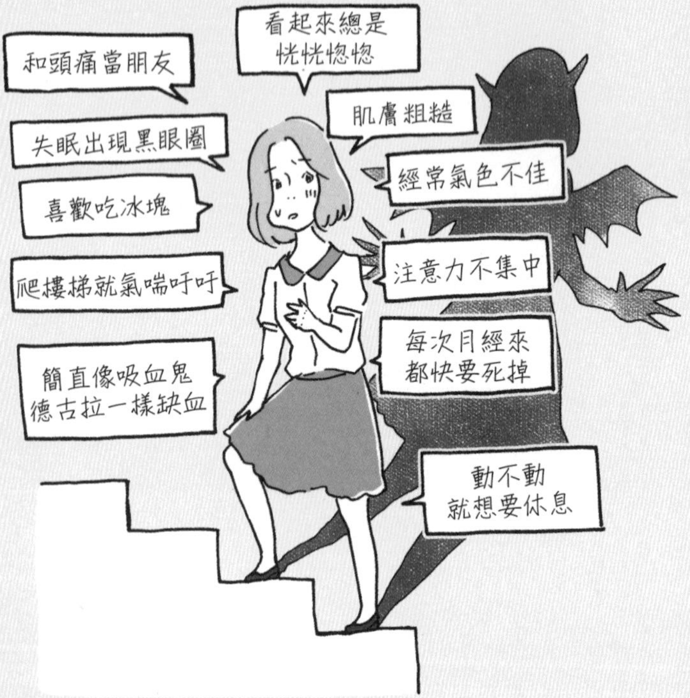
看起來總是
恍恍惚惚
和頭痛當朋友
肌膚粗糙
失眠出現黑眼圈
經常氣色不佳
喜歡吃冰塊
注意力不集中
爬樓梯就氣喘吁吁
每次月經來
都快要死掉
簡直像吸血鬼
德古拉一樣缺血
動不動
就想要休息

平常隱約感覺到的倦怠、容易累、睡不著、頭痛、食欲不振等不定愁訴，是不是自己解釋成「應該是年紀大了」、「工作太忙」、「沒睡飽」，然後就放著不管了呢？

女性容易感受的這些不適，其背後說不定隱藏著「貧血」的真相。事實上，貧血已成為日本女性的切身問題，每五人就有一人貧血，其中25％還是重度貧血。雖然只是貧血，但請別小看它。首先檢視一下那些令妳在意的小毛病，並回顧日常生活，看看是否已經在不知不覺中罹患了貧血症。

出現這些徵兆要小心！

貧血檢視表

- [ ] ①容易疲勞，睡覺也無法消除疲勞。
- [ ] ②爬樓梯便氣喘吁吁。
- [ ] ③指甲變得薄脆、容易裂開、凹陷。
- [ ] ④常被說氣色不佳。
- [ ] ⑤喜歡吃飲料裡的冰塊。
- [ ] ⑥生理期的出血量大。
- [ ] ⑦曾動過胃切除手術。
- [ ] ⑧偏食、少吃肉。

①～④　符合兩項以上，貧血的機率高。
⑤～⑧　符合者有貧血的風險。

詳細內容請參閱第1章開始的說明。

目錄

1章　原因不明的身體不適……11

2章 你的身邊也有德古拉女子……39

3章 擺脫貧血的方法……77

4章 不可不知的貧血機制……125

⚠ ●本書所載內容，因每人體質與生活方式不同，效果因人而異。
●身體感到不適，或出現異常狀況時，請立即中止，並馬上至醫院檢查。

本書的使用方法

本書從貧血引起的各種身體不適談起，

將貧血女性化身德古拉女子，以漫畫方式呈現她們的各種經驗，

最後配合不同的症狀，提出貧血的保健方法與訣竅。

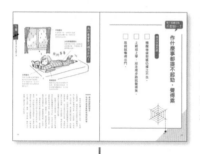

1章

列舉女性容易發生，且可能是由貧血引起的不適症狀。先找找線索，再試著對照妳目前的狀況吧！

↓

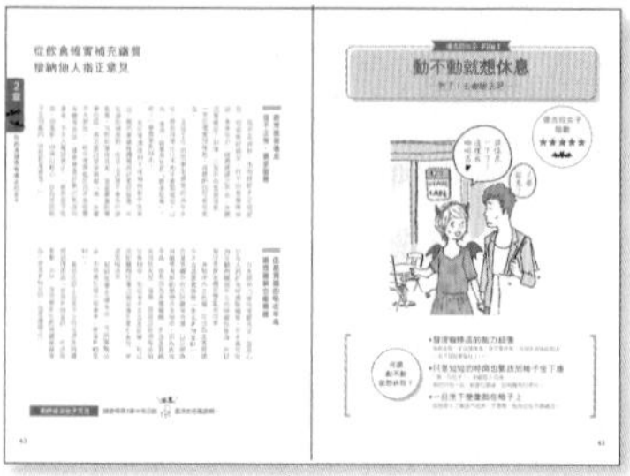

2章

介紹症狀確實是由貧血造成的德古拉女子們。一邊閱讀她們的故事，一邊想想自己有沒有類似的狀況。

↓

3章

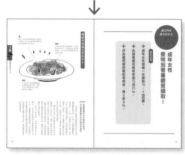

以對開的兩頁介紹貧血的改善與保健方法。右上角的圖示會列出適合哪一類型的貧血女子，請務必加以參照。

- 第4章是解說貧血的機制。女性的貧血主因是鐵質不足。另外也有必須進行治療的其他類型貧血。本章為基礎知識，請作為參考。
- 書中記載的內容，依個人體質與生活方式而有所差異。一旦嘗試後出現異常，請立即停止並就醫。
- 書中對於貧血的德古拉女子角色描寫，多少有加以趣味化。

1 章

原因不明的身體不適

「容易疲勞」、「喘不過氣」、「睡不著」——。
這些日常中的小毛病，
因為每天忙於工作與家務，
是否不知不覺就放著不管了呢？
先來聽聽妳身體發出的警訊吧！

咦？感覺有點
不對勁…？

作什麼事都提不起勁，覺得累

尋找蛛絲馬跡 Check

- ☐ 睡醒後疲勞感仍揮之不去。
- ☐ 上班或上學，沒走幾步路就覺得累。
- ☐ 放假就懶得出門。

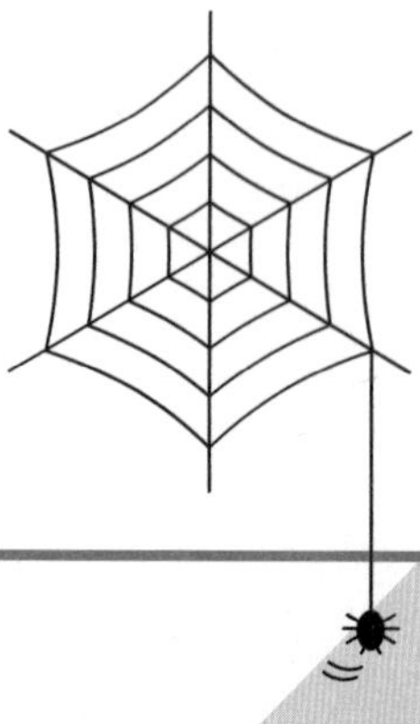

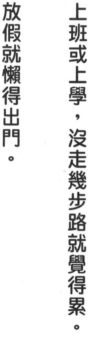

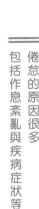

為什麼會整天懶洋洋的？

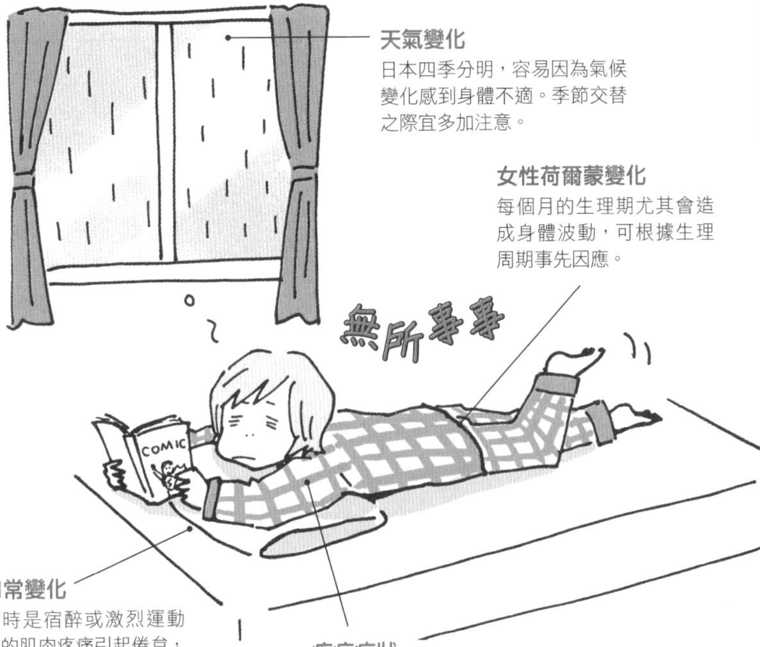

天氣變化
日本四季分明，容易因為氣候變化感到身體不適。季節交替之際宜多加注意。

女性荷爾蒙變化
每個月的生理期尤其會造成身體波動，可根據生理周期事先因應。

日常變化
有時是宿醉或激烈運動後的肌肉疼痛引起倦怠，多半是暫時性。生活不規律與壓力則容易形成慢性疲勞。

疾病症狀
感冒與以流感為首的傳染性疾病，也會產生倦怠感。突然來襲的嚴重疲勞，有可能是疾病造成的。

倦怠的原因很多 包括作息紊亂與疾病症狀等

倦怠是指懶洋洋的提不起勁。一旦萌生疲倦感，連簡單的日常動作也嫌麻煩，開始每天都覺得好累，不想起床、不想走路、不想出門。會這樣的原因很多，包括喝酒宿醉，或剛開始從事困難運動等引起的短暫現象，也可能是受到氣溫、濕度與氣壓的天候因素，以及生理期、懷孕與更年期等女性荷爾蒙變化的影響。

睡眠不足與過勞等，長期作息不規律導致的肉體疲勞無法消除，以及不安與緊張累積的精神疲勞，都會引發倦怠感。此外，夏日疲勞、運動不足、激烈瘦身與偏食造成的營養不良，則會讓倦怠進一步加深。

罹患疾病也會出現倦怠症狀，像是感冒、流感與急性肝炎等傳染性疾病，以及貧血、甲狀腺疾病與憂鬱症。好發於10至30歲年輕人的起立性調節障礙，則會出現早上爬不起來、倦怠、站立不適、集中力下降等干擾日常生活的症狀。

咦？感覺有點不對勁…？

爬一下樓梯或上坡就氣喘吁吁

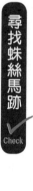

尋找蛛絲馬跡 Check

- [ ] 一爬樓梯就喘不過氣。
- [ ] 上坡呼吸就變得急促。
- [ ] 呼吸不順。

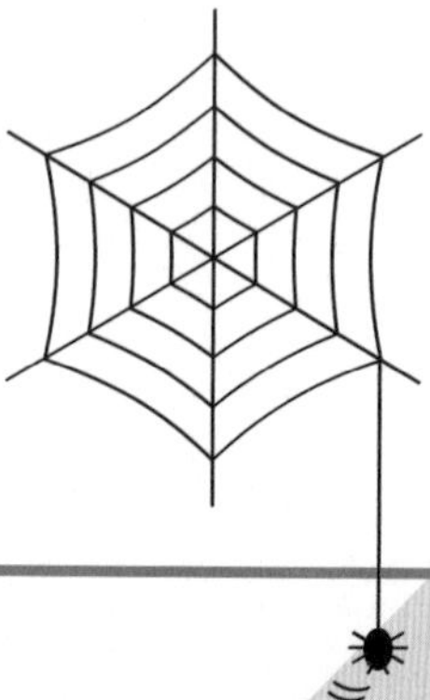

血管內出現這樣的狀況

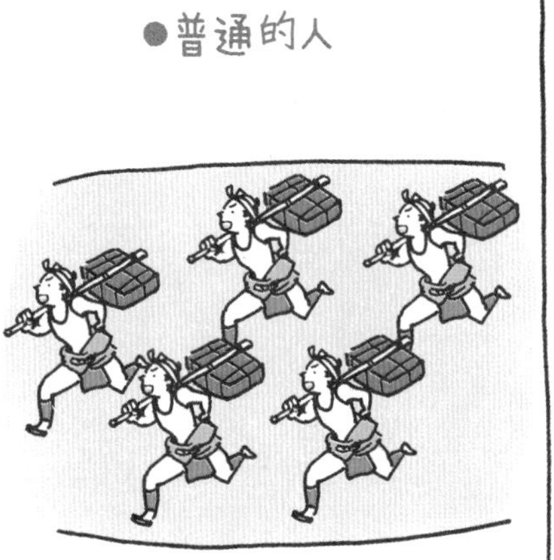

健康的人血液充足，有許多紅血球運送充分的氧氣至全身。

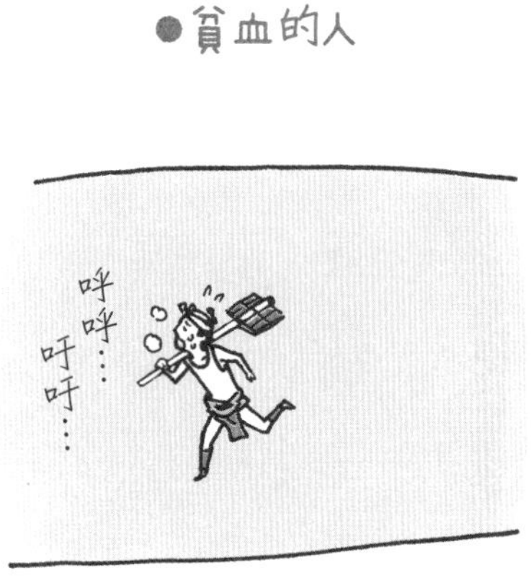

負責運送氧氣的紅血球「人力不足」又缺乏元氣，很快就因為氧氣不足而喘不過氣。

身體缺氧喘不過氣
是肺與心臟異常的警訊嗎？

一般人從事劇烈運動會覺得喘，是因為身體處於缺氧狀態。當需要更多氧氣卻來不及供應時，會增加呼吸次數以補充不足的氧氣。只要深呼吸，不久就會穩定下來，並不是生病。

然而，不只爬樓梯或上坡，連行走於平坦的道路也上氣不接下氣，和旁人相比，只是輕度的運動就覺得好喘好難受，若是這樣的狀況反覆發生，也許就是生病了。例如喘息性支氣管炎與肺炎的呼吸器官疾病，或是心臟衰竭等心臟疾病，只要身體動一動就容易喘。此外，貧血者也會因為紅血球無法運送充足的氧氣，很快就氣喘吁吁，要花一點時間才能恢復。

至於極度不安或緊張引發的過度換氣症候群，是因為換氣次數超過正常所需，變成過度呼吸，使體內偏向鹼性，會出現呼吸困難與麻痺。有意識的調整呼吸2至3分鐘，通常數小時內症狀會自然減輕或消失。

咦？感覺有點不對勁…？

明明很累卻睡不著

尋找蛛絲馬跡 Check

- □ 久久才能入睡。
- □ 夜裡醒來很多次。
- □ 明明睡了很久卻感覺像沒睡。

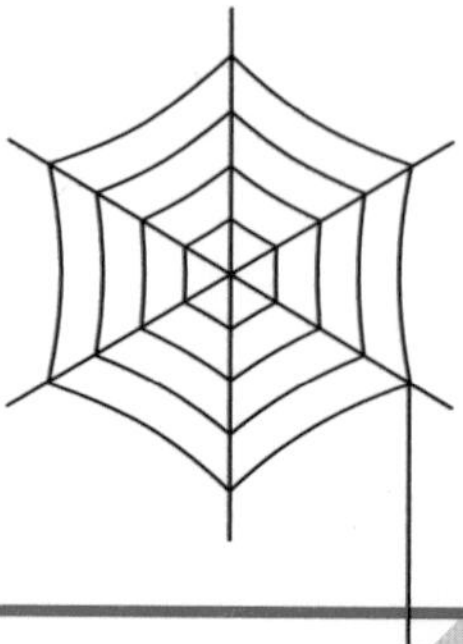

難道是因為這樣才睡不著覺？

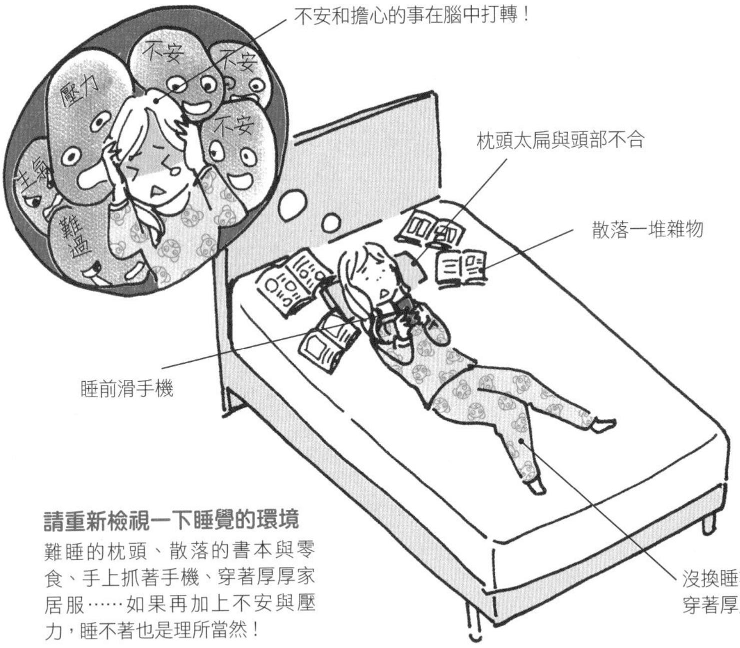
不安和擔心的事在腦中打轉！
壓力
不安
不安
不安
難過
枕頭太扁與頭部不合
散落一堆雜物
睡前滑手機
沒換睡衣
穿著厚厚家居服

請重新檢視一下睡覺的環境

難睡的枕頭、散落的書本與零食、手上抓著手機、穿著厚厚家居服……如果再加上不安與壓力，睡不著也是理所當然！

生活中隨處可見失眠的原因

雖不至於完全睡不著，但如果睡眠需求不能獲得滿足，還是會覺得沒睡好。不易入睡、淺眠半夜醒來好幾次、明明睡很久卻還是覺得累，這就是無法熟睡的狀態。時差、不習慣旅館的枕頭、臥室環境不佳、沒換上睡衣、臨睡前喝酒或抽菸、習慣深夜吃東西、躺在床上滑手機等等，生活中處處可見妨礙睡眠的因素。而當生活習慣成為關鍵原因時，就不易自覺是因此才會失眠。

近來，常見於醫生、護士及看護等輪班與深夜工作者的「輪班工作睡眠障礙症」，是明明很疲累卻無法入睡的現代病，也演變成社會問題。

精神壓力也是失眠的一大主因。抱著煩惱，就算鑽入棉被內也因為擔心而輾轉難眠。心情緊張，身體也會跟著緊繃，導致自律神經失調，引發失眠症。

咦？感覺有點
不對勁…？

天旋地轉的眩暈與飄浮感的頭暈

尋找蛛絲馬跡 Check

- [ ] 感覺自己與眼前的景物都在旋轉。
- [ ] 腳步輕飄不穩，無法好好走路。

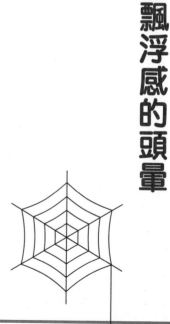

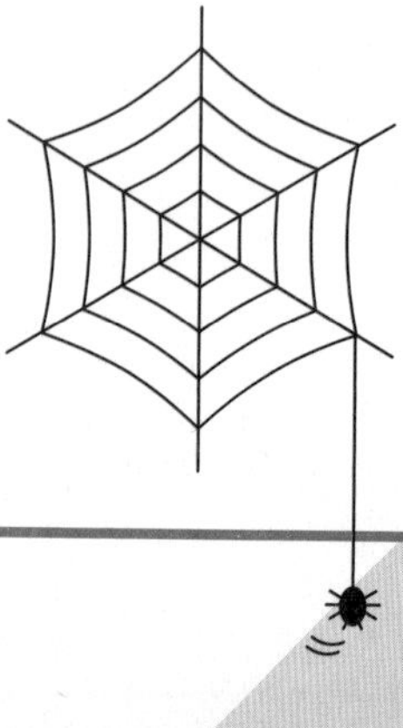

眩暈有多種症狀，起因不一

● 天旋地轉

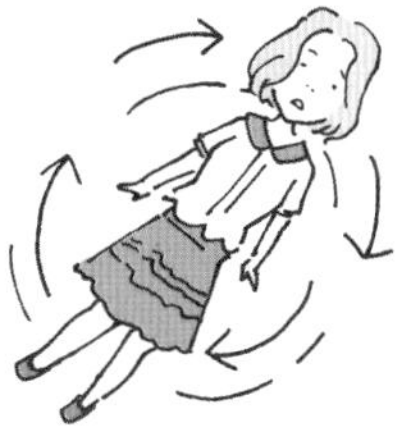

原因在主司平衡感覺的耳朵出現問題。

● 飄浮感

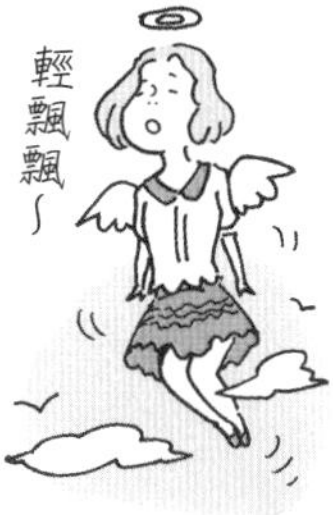

貧血、腦與神經出現問題所導致。

● 起立時眼前發黑

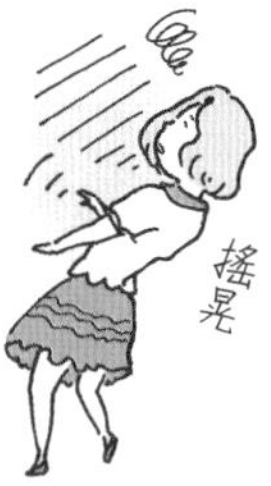

大部分是腦中缺氧造成的起立性低血壓。

● 手腳麻痺、口齒不清

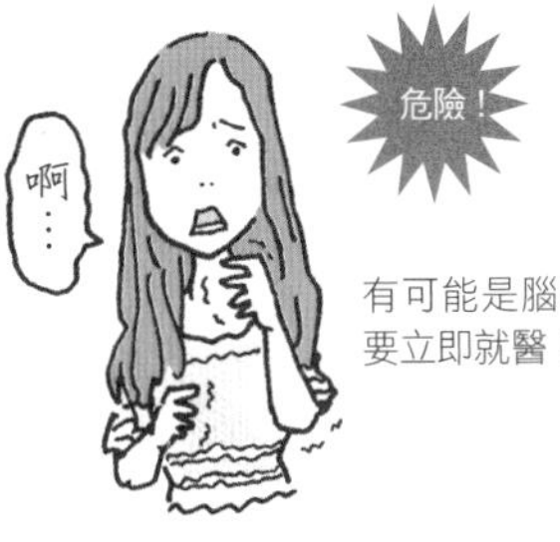

有可能是腦中風，要立即就醫！

● 走路搖搖晃晃

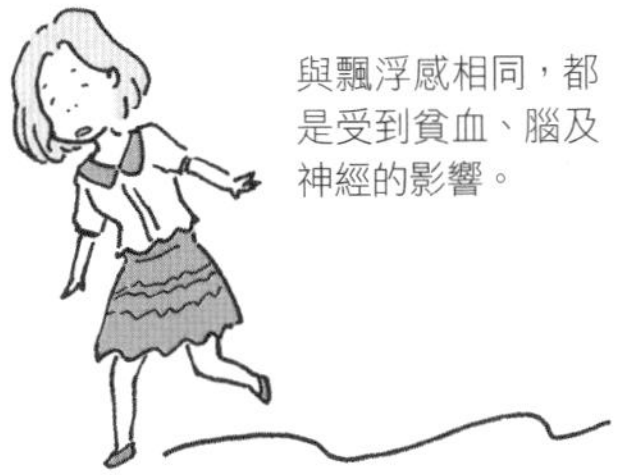

與飄浮感相同，都是受到貧血、腦及神經的影響。

耳朵因素的天旋地轉 腦部因素的飄浮感

暈眩的痛苦程度非筆墨所能形容，有的是天旋地轉，有的是身體輕飄不穩的頭暈，分成各種類型。

如果暈眩時感覺周遭景物與自己彷彿都在轉動，主要是掌管平衡感覺的耳朵出現問題。典型的是「良性陣發性姿勢性眩暈」，躺下站起來或是作頭朝下的動作時，會頭暈約30秒至1分鐘。成年女性患者逐漸增加的梅尼爾氏症，是在日常生活中突然發作，除眩暈外，有時還會出現耳鳴與重聽。

另一種是腳步輕飄不穩，彷彿漫步雲端的飄浮感頭暈，這是伴隨貧血、腦或神經的問題引起的。若頭暈外還併發手腳麻痺、口齒不清等症狀，則有腦中風之虞。眼前突然發黑，無法站立而倒下的是起立性低血壓（腦貧血）。

不論是哪種類型，萬一跌倒撞到頭，後果堪慮。一旦發生眩暈，最好是馬上坐下，等待情況穩定。

咦？感覺有點
不對勁…？

氣色不佳、掉髮、指甲變形

尋找蜘蛛絲馬跡

Check

- □ 臉色蒼白或泛黑。
- □ 一梳頭就掉很多頭髮。
- □ 指甲變薄易裂，凹陷成湯匙狀。

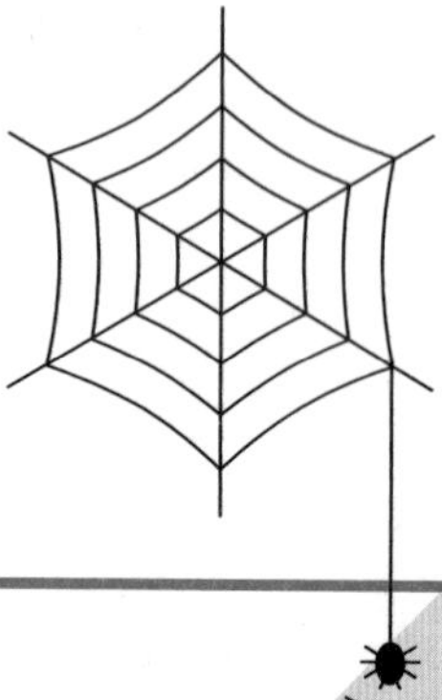

血液循環不良會影響美觀？

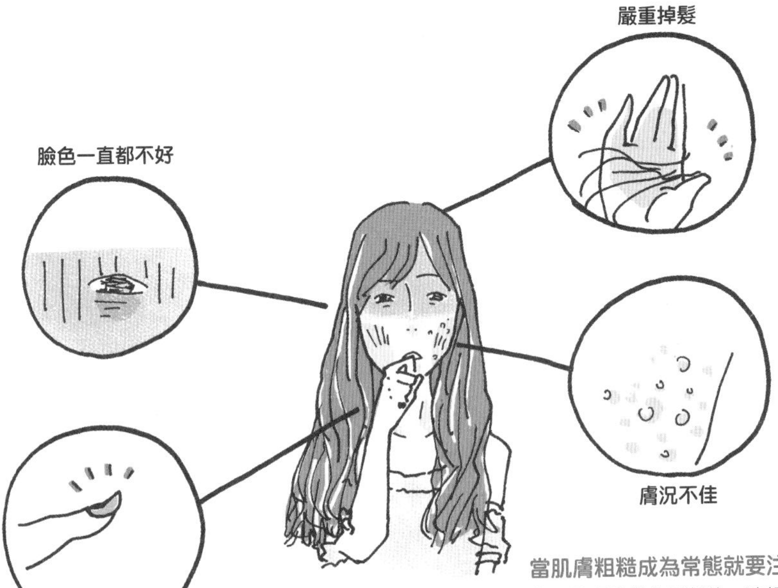

當肌膚粗糙成為常態就要注意

若只是環境變化引起的一時粗糙還不打緊，如果持續一段時間，根本原因可能是貧血或低體溫等。請先對著鏡子檢視一下狀況。

臉色蒼白或泛黑、掉髮、指甲凹翹

有句話說一白遮三醜，然而，臉色蒼白得像幽靈，加上顯得疲累不堪的黑眼圈，會降低別人的好感。血液因為貧血或低體溫造成循環不良，身體無法獲得充分的氧氣與營養，臉色很快就會出現暗沉。肌膚也由於新陳代謝減慢變得粗糙、失去滋潤與光澤。肝臟與腎臟等功能下降，也會讓氣色變差。

不僅如此，是否還出現掉髮增加、指甲劣化的問題呢？女性荷爾蒙因為月經不順、懷孕、生產等因素產生變化，引起掉髮與指甲變形。有別於男性掉髮是以髮際與頭頂為中心，女性是整體分量減少，只要梳梳頭，梳子上就留下大把頭髮，掉髮量增加。也要注意指甲的狀態，罹患缺鐵性貧血，指甲會變得薄脆易劣，嚴重時會中央凹陷指尖翹起，形成匙狀指。匙狀指也可說是佐證貧血的一個症狀。

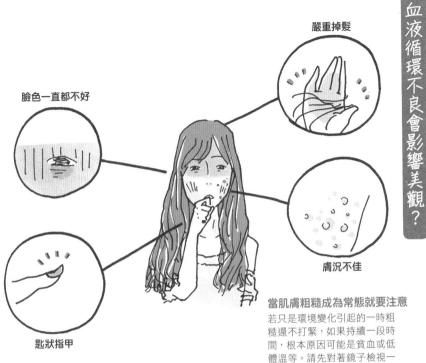

咦？感覺有點
不對勁…？

經常頭痛

尋找蛛絲馬跡 Check

- □ 頭部單側或兩側，如同隨脈搏跳動般抽痛。
- □ 整個頭緊繃疼痛。
- □ 頭總是重重的，整個人感覺悶悶的。

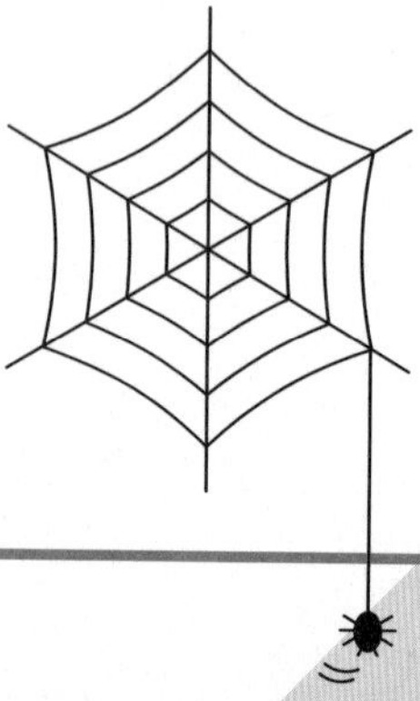

頭痛檢視表

	A	B	C
頭痛頻率？	□ 一週1次至一個月1到2次。	□ 每天至每月數次持續鈍痛。	□ 每年集中於1至2個月，且每天約同一時間痛上1至2小時。
痛感？	□ 彷彿隨脈搏跳動般抽痛。	□ 頭像被箍住般疼痛。	□ 眼睛周圍劇烈疼痛，有如刀割。
哪裡痛？	□ 單側的太陽穴附近。即使兩側都痛，疼痛程度也有差異。	□ 整個頭或頭部後方與脖子。	□ 單邊的眼窩。
身體移動會如何？	□ 疼痛加劇。	□ 疼痛有時會減輕。	□ 劇痛到幾乎一刻也靜不下來。
有頭痛以外的症狀嗎？	□ 伴隨嘔心感，對光與聲音很敏感。	□ 肩頸僵硬、眩暈。	□ 眼睛充血，有痰與鼻水。
頭痛發作的話？	□ 作什麼都很難受，只想一直躺著。	□ 不妨礙家事與工作。	□ 無法靜止不動，什麼事也作不了。
	A 較多的情形 可能是 偏頭痛	B 較多的情形 可能是 緊縮性頭痛	C 較多的情形 可能是 叢發性頭痛

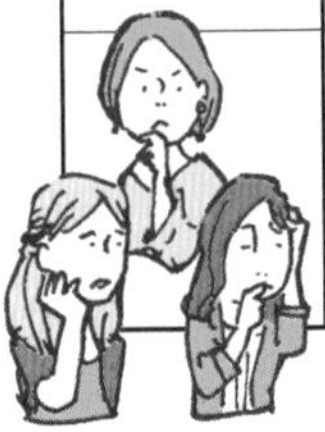

陣陣抽痛的偏頭痛與緊縮性頭痛

頭痛是常見的症狀。「早已是家常便飯，所以沒事啦」，是否像這樣沒放在心上，自然而然地依賴起頭痛藥了呢？頭痛其實分成很多種，從宿醉或感冒等引起的暫時性頭痛，到日常反覆出現的慢性頭痛、腦部疾病症狀的危險「叢發性頭痛」等等。

困擾成年女性的頭痛多為慢性頭痛，例如陣陣抽痛（搏動性抽痛）的偏頭痛，以及整個頭像被緊緊箍住的緊縮性頭痛，兩者的危險因子之一都是貧血。偏頭痛通常一個月發作1至2次，會持續一整天的強烈疼痛，並伴隨嘔心，對光、聲音與氣味變得很敏感，有時身體一動疼痛便加劇。至於緊縮性頭痛，有些幾分鐘即告結束，有的要拖上好幾天，基本上是肩頸僵硬與姿勢不良造成的。此外，也有兩者合併的情形，抽痛與縮性疼痛同時或輪流發生，總覺得頭部重重的，整個人悶悶的不清爽。

咦？感覺有點
不對勁…？

心情浮躁不安

尋找蛛絲馬跡 Check

- [ ] 一點小事就會分心，無法集中精神。
- [ ] 心中焦急有事該作，身體卻跟不上。
- [ ] 平常就承受許多壓力。

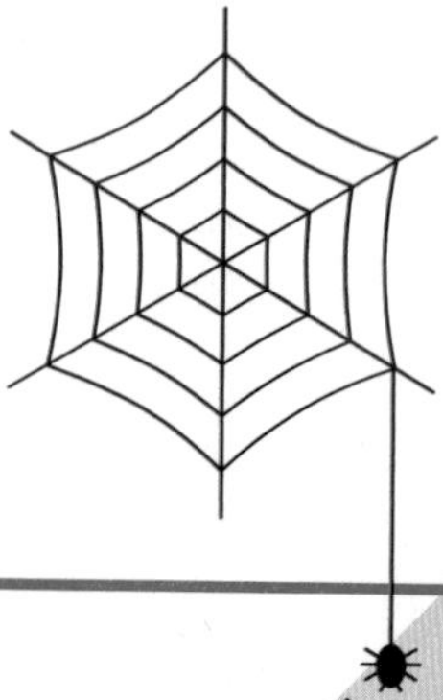

情感指揮家血清素

● 富含色胺酸的食物

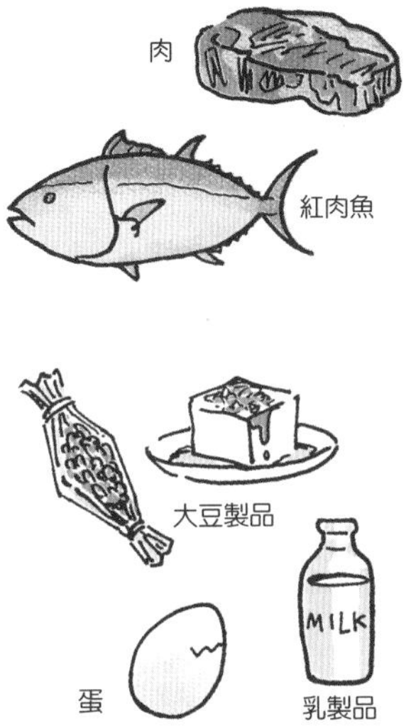

色胺酸是製造血清素的原料，存在於高鐵食物中。

血清素

對人類的精神層面影響很大。因為與身心穩定或心情平和有關，有幸福荷爾蒙之稱。

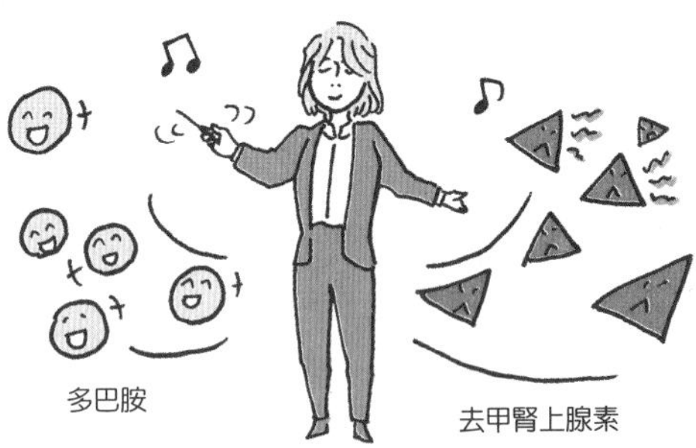

血清素的作用

掌控使神經興奮的去甲腎上腺素，以及引起慾望與帶來愉悅感的多巴胺。

問題出在自律神經失調或血清素不足

不管是誰，難免會有心情浮躁的時候，例如季節交替之際，所以在冷熱溫差大、草木抽新芽的初春情緒變得不穩定的事時有所聞。一般認為是自律神經失調引起的。

自律神經會因為天熱天冷與梅雨等氣候變化、睡眠不足與工作忙碌的生理壓力，以及不安與緊張的精神壓力等因素而失去平衡，引發浮躁、無法集中精神的症狀。

腦內的神經傳導物質血清素，負責在腦部各區域之間傳遞訊號，控制情緒常保穩定。血清素有幸福荷爾蒙之稱，不僅能提高幹勁與集中力，還營造出容易感到快樂的狀態。如果因為壓力而大量消耗血清素，或是製造血清素所需的色胺酸不足，就會出現問題。像是內心焦急著「要趕快作完才行」，身體卻未能跟上的不協調感，陷入無法專心工作或家務，一事無成的焦慮狀態。

咦？感覺有點
不對勁…？

明知沒營養卻超想吃！

尋找蛛絲馬跡 Check

- □ 嗜吃麵包與麵食，無法克制。
- □ 用餐時間不定，又常吃超商食品。
- □ 喀拉喀拉地把製冰盒的冰塊吃個精光。

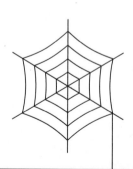

不是食物卻想吃的異食癖

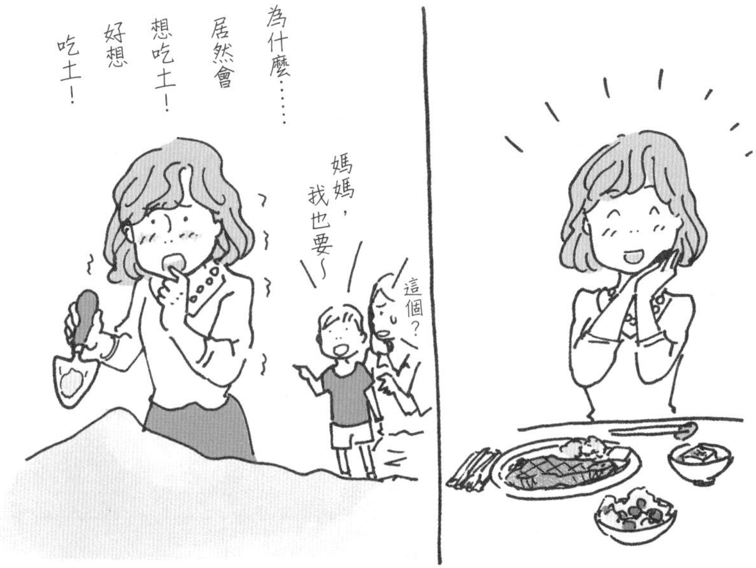
為什麼……
居然會
想吃土！
好想
吃土！
媽媽，我也要～
這個？

有異食症的人，會想吃並非食物的物品，或是嗜吃有咀嚼感的固體食物。

超商食品以脂肪與碳水化合物偏多。請以富含蛋白質的魚或肉為重點，均衡飲食。

喜歡超商食品！很愛嚼冰塊

「好吃到令人上癮！」我想應該有不少女性偏愛麵包、麵食、甜點、果汁等營養不足的飲食方式，因此養成過分攝取碳水化合物的偏食行為。而因為工作忙碌，簡單以超商食品裹腹的人也不少吧。隨心所欲選擇便利食品，往往會過量食用脂肪與碳水化合物。請注意攝取蛋白質豐富的肉、魚與豆類等。

對於不可能好吃，又沒營養價值的冰塊、砂土，甚至粉筆等，產生「就是想吃得要命」的奇怪欲望，稱為異食症。原因不明，患者以兒童與孕婦居多，一般認為與營養失調有關。通常是暫時性的，例如產後會自然消失。貧血女性的異食癖，多半屬於喜愛嚼冰塊的冰食癖。甚至有人把製冰盒內的冰塊全部吃光。也有人喜歡吃生米或是有脆硬嚼感的餅乾等。

咦？感覺有點
不對勁…？

生理期非常不適

尋找蛛絲馬跡
Check

- □ 每次生理期都不舒服到臥床不起。
- □ 日用衛生棉一小時就要換一次。
- □ 夜用衛生棉即使重疊用，依然會弄髒床單。

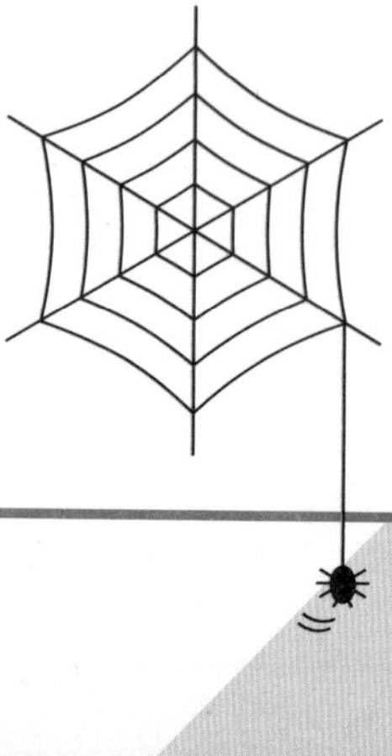

子宮在生理期的運作狀況

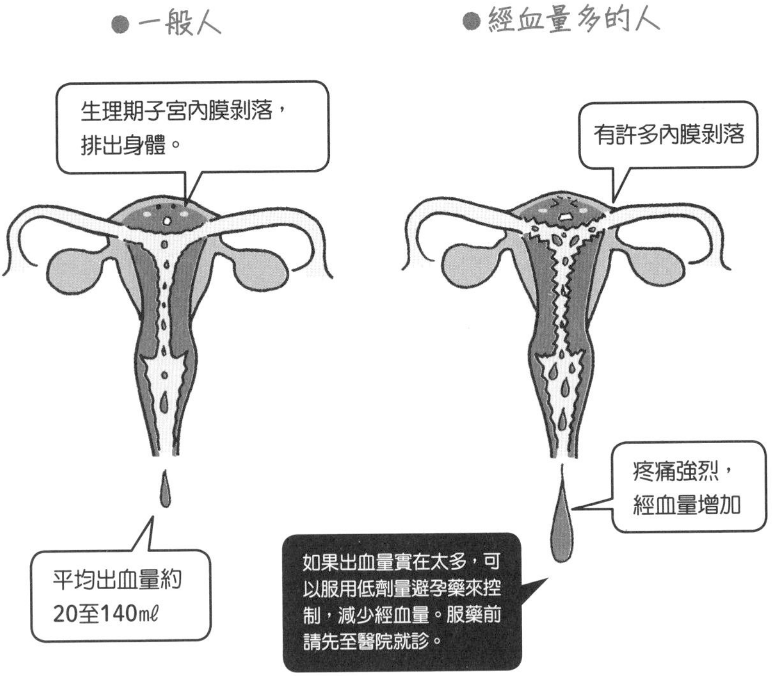
●一般人
生理期子宮內膜剝落，排出身體。
平均出血量約20至140ml
●經血量多的人
有許多內膜剝落
疼痛強烈，經血量增加
如果出血量實在太多，可以服用低劑量避孕藥來控制，減少經血量。服藥前請先至醫院就診。

生理期每次很不舒服 出血量驚人

每個月生理期的出血量爆多，倦怠、疼痛，容易累，不舒服到臥床不起的程度。這不是正常狀態，而是出現了經血過多的症狀，也是貧血的原因之一。

剝落的子宮內膜與血液，會從比吸管還細的子宮口緩緩流出，經期平均約5天，出血量在20至140ml左右。雖因人而異，但通常白天約3小時換一次日用衛生棉，若是1小時或不到1小時就得更換，表示經血過多。就寢時即使將夜用衛生棉重疊、或是併用衛生棉條，還是會弄髒床單，可能也表示有經血過多的狀況。

原因也可能在於卵巢問題或疾病。卵巢功能不穩定造成荷爾蒙失衡，出血量也會增加。此外也有可能是子宮肌肉層長瘤的子宮肌瘤，以及子宮內膜堆積於肌肉層內的子宮腺肌症，或是瘜肉與癌症。

也許原因
不是貧血

生理期前現身的PMS（經前症候群）

PMS的注意事項 Check

- □ 出現肌膚粗糙與情緒低落等各種症狀。
- □ 症狀只在生理期前出現。
- □ 月經一來症狀就消失了。

接下來要介紹的是容易與貧血混淆，
但其實不是的疾病或症狀。

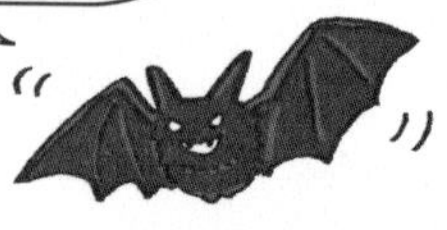

PMS引起的各種不適

生理問題

- 乳房或下腹脹痛
- 身體倦怠、容易疲勞
- 體重增加
- 冒痘子或皮膚粗糙
- 腰痛
- 便秘或腹瀉
- 臉與手腳發腫
- 肩膀僵硬
- 身體發冷

情緒問題

- 焦躁易怒
- 情緒低落
- 全身無力
- 莫名不安
- 暴飲暴食
- 注意力不集中
- 失眠

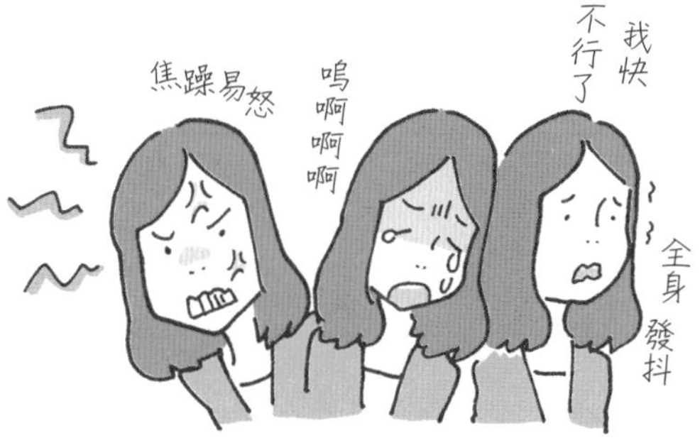

在月經前3至10天出現的不適症狀

有患者表示：「每次月經要來以前都倦怠無力，我是不是貧血了？」檢查結果不是貧血，而是PMS（經前症候群）。

PMS約於月經前的3至10天出現，會有各種不舒服症狀。一般認為是受女性荷爾蒙變化的影響，月經來了，症狀就自然消失。只不過每個月反覆發生，有人會覺得厭煩吧。事實上有不少女性並不知道PMS，每個月為此症狀所苦。

PMS的症狀依個人狀況差異頗大，展現方式也不同。有人疲倦嗜睡、提不起勁；有人憂鬱想哭。有些人出現單一症狀，也有人同時有數個症狀。

其中也包含疲倦、膚質變差等和貧血十分相似的症狀。差別在於貧血是三不五時發作，PMS只出現於月經前的特定期間。由於是因月經流失血液前發生的，一般認為問題不在貧血，但確切原因尚不清楚。

也許原因
不是貧血

姿勢不良＋運動不足＝肩膀痠痛

肩膀痠痛的注意事項 Check

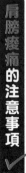

- □ 幾乎每天都為肩膀痠痛所苦。
- □ 工作上需要長時間坐辦公室。
- □ 常低頭滑手機。

消除肩膀痠痛的簡易體操

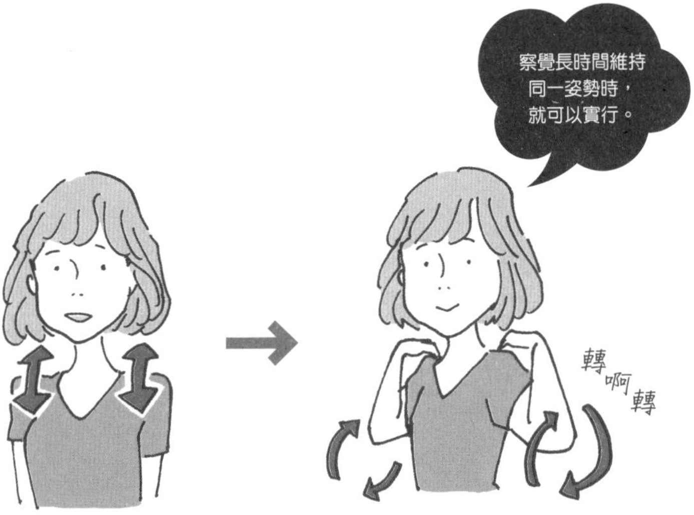
察覺長時間維持
同一姿勢時，
就可以實行。
轉啊轉

1. 肩膀抬起、放下

雙肩向上聳起停留約3秒鐘，再瞬間放鬆。重複3至5次。

2. 肩膀前後轉動

將手置於肩頭，肩關節向前轉動，再向後轉，輪流作5至10次。以大幅度慢慢轉動。

即使貧血改善 肩膀依舊僵硬痠痛

難受的肩膀痠痛一向是成年女性奮戰的對象。特別是坐辦公室為主的工作，周末去按摩已經到了戒不掉的程度，備受困擾。全身細胞氧氣不足的貧血女性，由於代謝量下降，老舊廢物形成堆積，肩膀痠痛的比例可能高於沒有貧血的女性。

不過，肩膀痠痛的原因，首先想到的是平常姿勢不良與缺乏運動，而非貧血。駝背身體前傾打電腦、低頭滑手機等長時間維持同一種姿勢，會造成肩膀、脖子與背部肌肉的血液循環惡化，肌肉緊繃、老舊廢物堆積，產生僵硬與痠痛。

平時若有運動習慣，可在肌肉達到極度緊繃前改善血流。要是運動量不足，僵硬會越來越嚴重，演變成慢性疼痛，這就是肩膀痠痛的機制。因此，就算貧血因補鐵而有所起色，肩膀痠痛也未必能獲得改善。

也許原因不是貧血

耳朵或腦部問題引發的耳鳴

耳鳴的注意事項 Check

- [ ] 耳鳴但未發生眩暈。
- [ ] 不只耳鳴，也會發癢與疼痛。
- [ ] 耳鳴伴隨劇烈眩暈與重聽。

耳內的結構

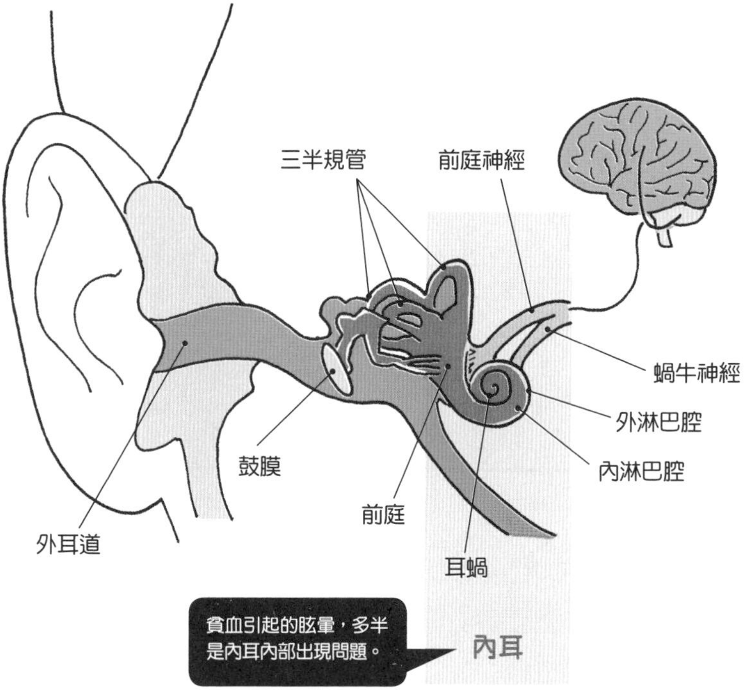
三半規管
前庭神經
蝸牛神經
外淋巴腔
內淋巴腔
鼓膜
前庭
外耳道
耳蝸
貧血引起的眩暈，多半是內耳內部出現問題。
內耳

貧血會引起眩暈 但很少伴隨耳鳴

因為貧血產生眩暈並不罕見，但鮮少同時出現耳鳴的例子。

所謂耳鳴是明明外界沒有聲音，耳朵卻可以聽到吱吱作響的高音與砰砰的低音。基本上這是由耳朵、聽覺神經或腦部問題引起的，壓力太大也會發作。

耳洞發炎腫起的外耳炎，除了發癢與疼痛外，還伴隨耳鳴。至於內耳淋巴液過增的梅尼爾氏症，則是耳鳴加上天旋地轉的嚴重眩暈與重聽。自內耳連接至腦部的聽覺神經若長出良性腦瘤，不只耳鳴，同時出現飄浮感眩暈、重聽及耳朵周圍閉塞感等。

引起耳鳴與眩暈的因素還很多，有的只有耳鳴，有的是與其他症狀一起出現。也有不是兩耳，僅一隻耳朵出現症狀的情形。一直有聲音在耳邊迴盪，的確很惱人，可是過度在意反而會形成壓力，使情況惡化。若感到擔心，建議到醫院接受檢查。

也許原因不是貧血

畏寒症是自律神經失調所致

畏寒症的注意事項 Check

- □ 腹部發涼，束腹或暖暖包不離身。
- □ 即使是夏天，手腳一樣冰冷。
- □ 氣色不佳、臉色泛黑。

喝杯熱開水暖暖身

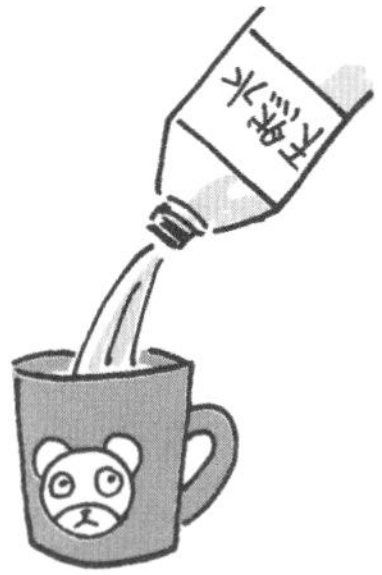

1. 以杯子裝水

將礦泉水倒入耐熱馬克杯。

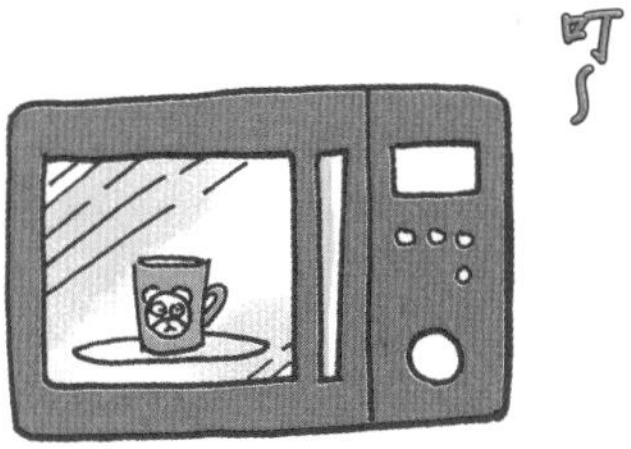

2. 加熱

溫熱至50至60度左右。微波爐加熱約1分30秒，若是電熱水壺，沸騰後移至杯中降溫。

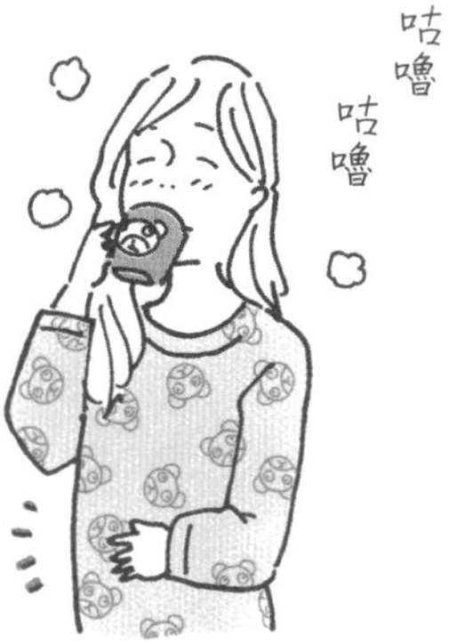

3. 飲用熱開水

早上花10至20分鐘的時間慢慢喝。利用熱開水喚醒冰冷腸胃，活絡消化功能。

雖然擺脫手腳冰冷 但貧血仍在

貧血女性中有人會抱持「治好畏寒症，血液循環就會變好」的錯誤想法。

畏寒症是自律神經失調、血液循環不良引起的。自律神經又分成收縮血管的交感神經，以及擴張血管的副交感神經。這兩種神經平衡切換以調節體溫。當兩者失衡，血管容易緊縮，導致血流變差，出現畏寒症。氣色不佳、臉色泛黑就是血流不良造成的。

而被視為是血液稀薄所造成的貧血，則是血中的血紅素含量低，也就是氧氣不足的疾病。

既然原因出在鐵質不足，就算稀薄的血液循環變好了，可供運送的氧氣還是那麼少，與自律神經無關。因此，貧血與畏寒症有各自的改善方法。只不過，有貧血又有畏寒症的女性不在少數是事實，兩者都會損害健康，必須對症治療才行。

column

健康檢查發現貧血

健康檢查中的血液檢查，以**血紅素濃度**、**血球比容值**及**紅血球數**作為診斷貧血的參考依據。

其中，血紅素濃度尤其重要。世界衛生組織（WHO）的判斷標準如下：

●**血紅素濃度的標準值**

……**成人女性不滿12.0g/dℓ**孕婦與6個月至6歲孩童不滿11.0g/dℓ、成人男性不滿13.0 g/dℓ就診斷為貧血。

血球比容值是指血球在血液中所占的體積。

●**血球比容值的正常值**

……**女性是33.4至44.9%**、男性是39.8至51.8%。

如果是血球中所含的紅血球、白血球與血小板不足所造成的貧血，會低於此一正常值。

最後的指標是紅血球數，代表血液中含有多少紅血球。

●**紅血球數的正常值〈每1μℓ的血液〉**

……**女性約376萬至500萬**、男性是427萬至570萬。

低於此範圍就有貧血的可能。

注意這三項指標，**了解自己的血液狀況**是很重要的。

2章

你的身邊也有德古拉女子

身旁竟然有這麼多血不足的德古拉女子。
如果妳也是其中一員，
知道自己需要什麼嗎？
接著就來了解一下，
自己是屬於哪一型的德古拉女子。

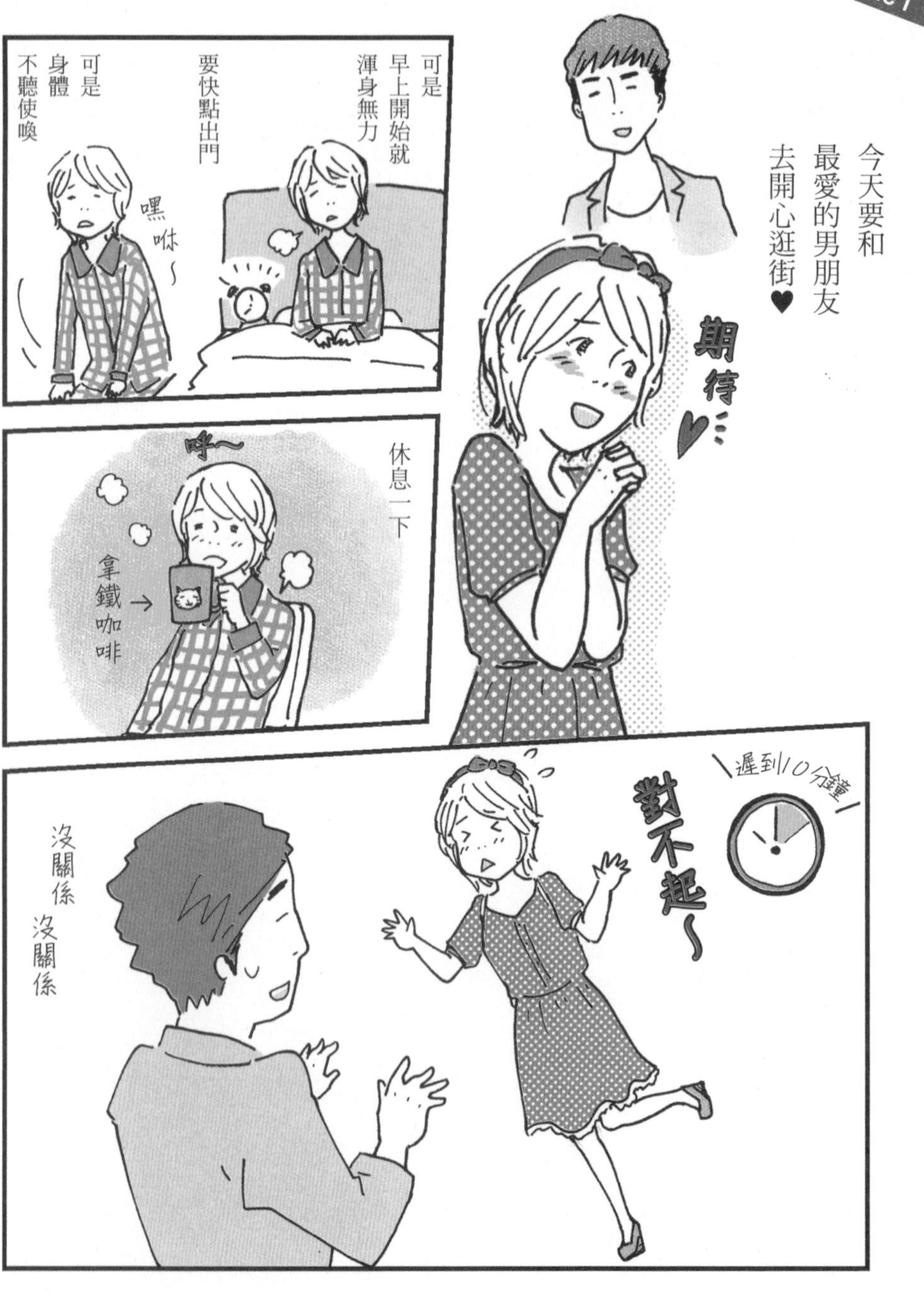
今天要和
最愛的男朋友
去開心逛街♥
期待
可是
早上開始就
渾身無力
要快點出門
可是
身體
不聽使喚
嘿咻~
休息一下
呼~
拿鐵咖啡
遲到10分鐘
對不起~
沒關係
沒關係

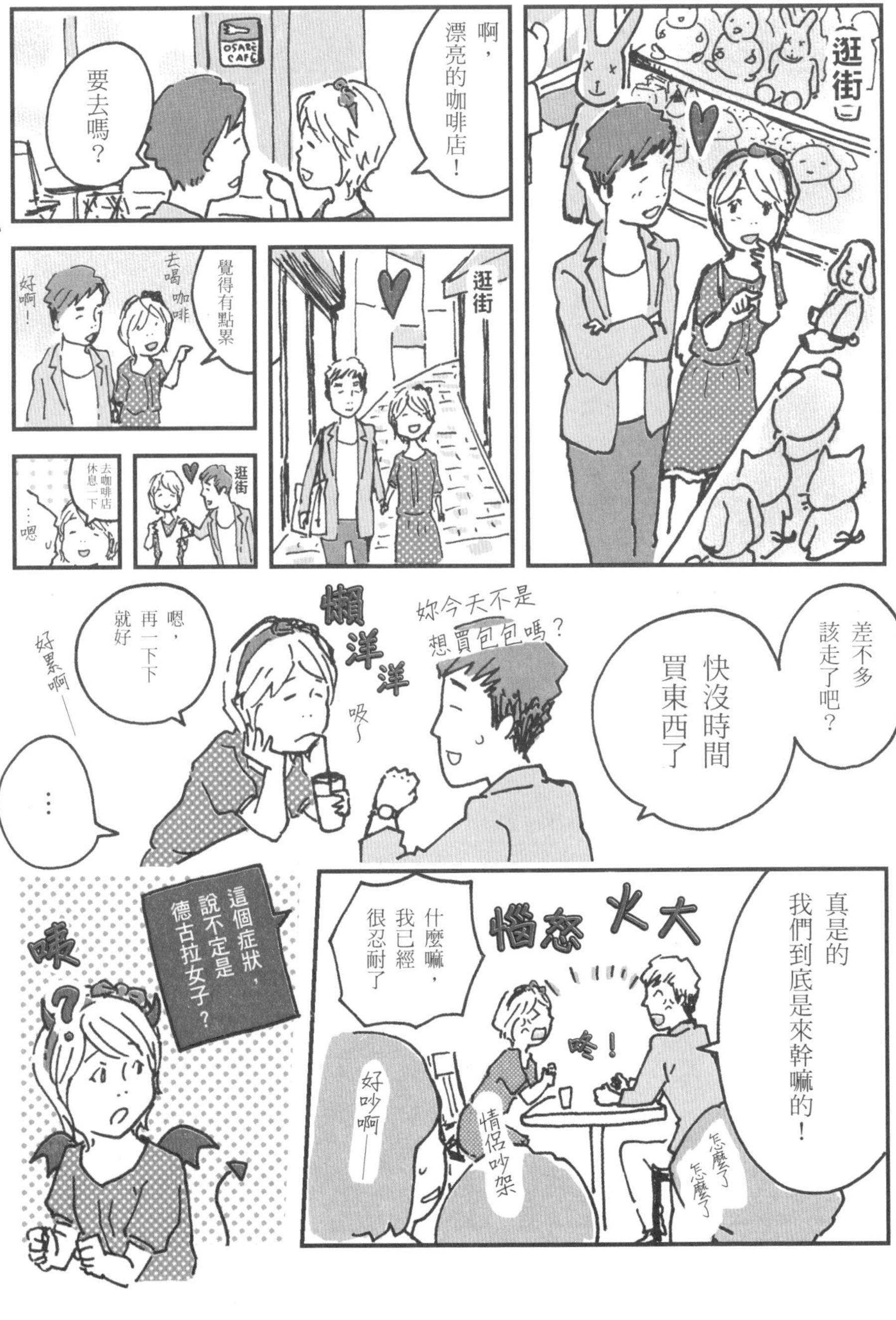
逛街
啊，漂亮的咖啡店！
要去嗎？
逛街
覺得有點累 去喝咖啡
好啊！
逛街
去咖啡店休息一下
……嗯
差不多該走了吧？
快沒時間買東西了
妳今天不是想買包包嗎？
懶洋洋
吸～
嗯，再一下下就好
好累啊——
…
真是的我們到底是來幹嘛的！
怎麼了 怎麼了
火大
惱怒
什麼嘛，我已經很忍耐了
咚！
情侶吵架
好吵啊——
這個症狀，說不定是德古拉女子？
咦

德古拉女子 File 1

動不動就想休息

—對了！去咖啡店吧—

德古拉女子
指數
★★★★★

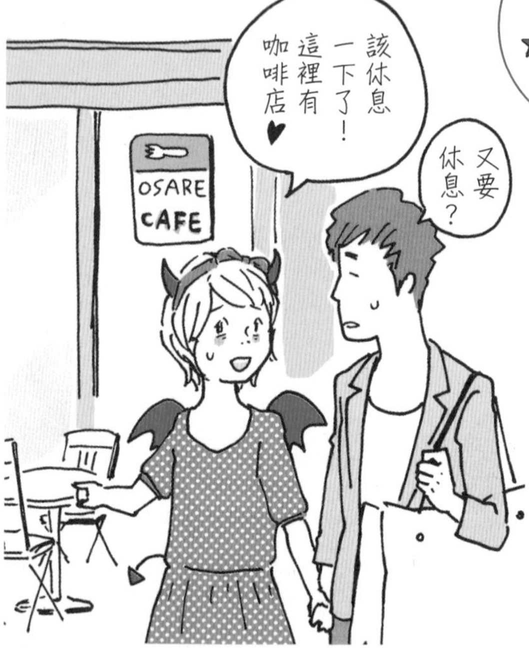
該休息一下了！這裡有咖啡店♥
又要休息？
OSARE CAFE

何謂動不動就想休息？

- **發現咖啡店的能力超強**
  稍微走動一下就要休息。反正要休息，就想去美味甜點店！一坐下屁股便黏住了……
- **只是短短的時間也要找到椅子坐下**
  「啊，有位子！」不顧旁人目光。即使只有一站，有空位就坐，因為覺得好累呀！
- **一旦坐下便像黏在椅子上**
  屁股像生了根拔不起來。不想動，拖拖拉拉不願起身。

從飲食確實補充鐵質
接納他人指正意見

經常疲勞倦怠 並不正常，要多留意

既不是宿醉，也無睡眠不足或感冒，但起床好痛苦。好不容易離開被窩，全身無力，疲憊感揮之不去，身體沉重像裝了鉛塊。三五不時就覺得累，一有空檔就想休息，這樣的妳可能有貧血。

正值工作與玩樂全盛期的成年女性，睡眠時間往往不知不覺間縮短，以為「倦怠、疲累早就是『標準配備』了吧？」事實並非如此！

血紅素濃度約9或10的輕中度貧血，雖然會讓身體覺得好累好疲倦，若知道如何應對，生活上其實不會有什麼影響。相較於重度貧血，甚至嚴重到需要住院，再怎麼說都會察覺「咦？身體不太對勁」，輕中度貧血反而不易發覺身體有異狀。健康檢查診斷出貧血的患者，不少人驚訝表示：「雖然提不起勁，容易累，但掉以輕心，以為是睡眠不足引起的，沒想到是貧血！」

血基質鐵的吸收率高 鐵壺鐵鍋也能補鐵

首先請努力確保睡眠充足，並用心從每天的飲食中攝取鐵質。日本最常見的是體內鐵質不足的缺鐵性貧血，所以要注意飲食鐵質豐富與均衡。

食物中所含的鐵，可分為血基質鐵與非血基質鐵兩種（參見P78至81）。血基質鐵存在於肝臟等肉類，以及鰹魚與蜆等海鮮的動物性食物中，因為吸收率高，能有效為身體補鐵。非血基質鐵常見於大豆、藻類、蔬菜及穀物等植物性食物中，吸收率不及血基質鐵，可以搭配動物性蛋白質及維生素C食用，來提高吸收率。

細細咀嚼含鐵食物，活絡胃酸分泌，也有助於提升吸收率（參見P92至93）。

最近市面上出現不少時尚漂亮的鐵製調理用具（參見P90至91），不妨用看看。另外，活用輔助性的補鐵保健食品（參見P96至97）也是選項之一。

擺脫貧血女子宣言 請參閱第3章中有加註 休息 圖示的各篇說明。

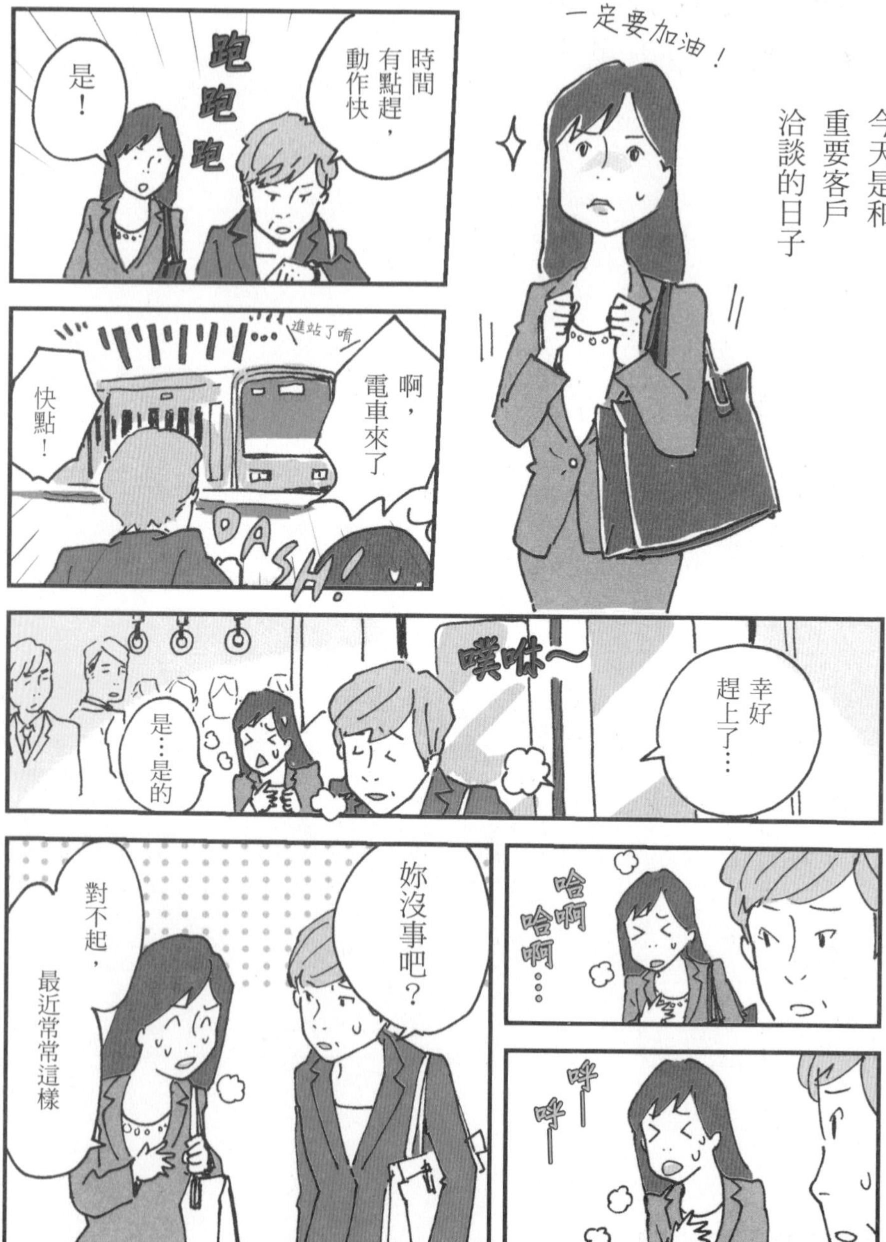
一定要加油！
今天是和重要客戶洽談的日子
時間有點趕，動作快
跑跑跑
是！
進站了唷
啊，電車來了
快點！
DASH!
幸好趕上了…
噗哧～
是…是的
哈啊哈啊…
呼—呼—
妳沒事吧？
對不起，最近常常這樣

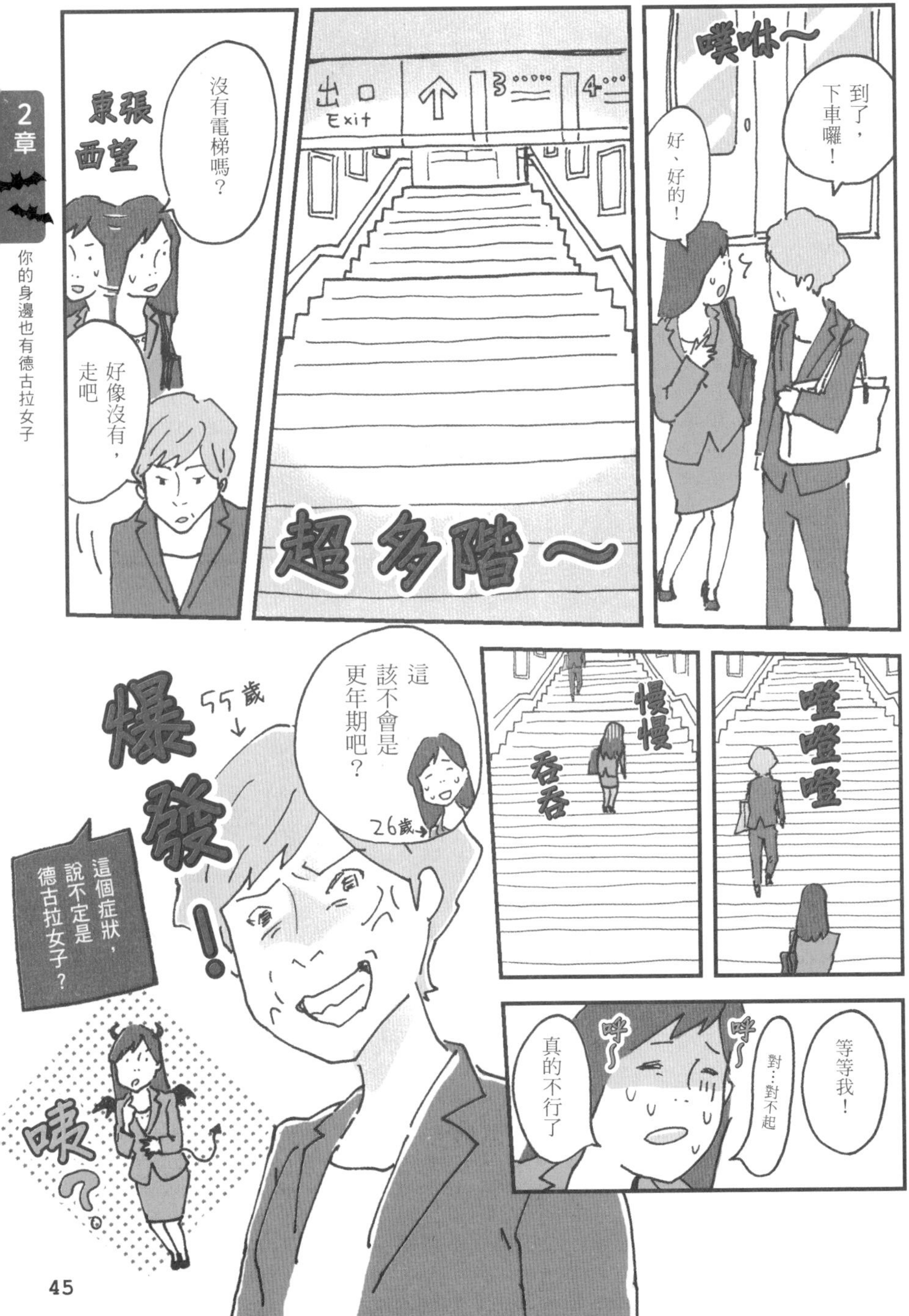
噗咻～
到了，下車囉！
好、好的！
出口
Exit
3
4
超多階～
東張西望
沒有電梯嗎？
好像沒有，走吧
噔噔噔
慢慢
呑呑
55歲
爆發！
這該不會是更年期吧？
26歲
等等我！
對…對不起
呼～
呼～
真的不行了
這個症狀，說不定是德古拉女子？
咦？

德古拉女子 File 2

經常把「上了年紀」掛在嘴邊

—體力不好也全部推給年紀—

德古拉女子指數

★★★★★

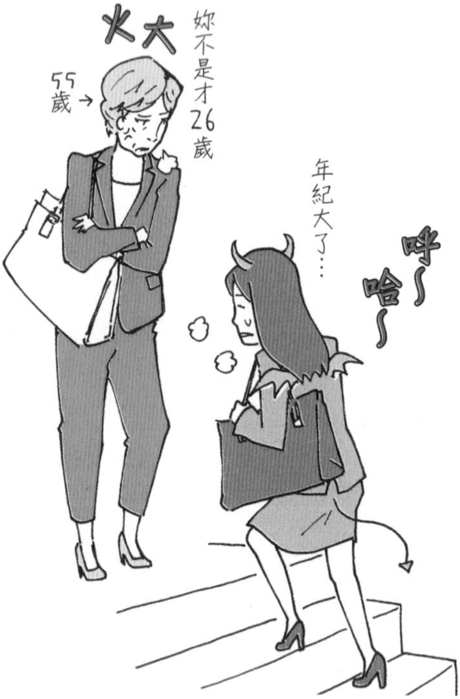

何謂經常把「上了年紀」掛在嘴邊？

- **凡事都推給年紀**
  體力差、動不動就氣喘吁吁也推說是老化現象、年紀大的緣故。大家不是都一年長一歲，怎麼會瞬間變老？
- **在年長者面前照樣將「上了年紀」掛在嘴邊**
  即使在歲數大自己一倍的人面前也照講不誤，令人心生反感。
- **連長者也不禁為她擔心**
  一爬樓梯便上氣不接下氣，小跑步過馬路也會喘。體力差到連一旁的年長者也露出擔心表情。孩子，妳還好嗎？

藉著有氧運動與按摩
提升體內氧氣循環力

稍微勞動便氣喘吁吁的貧血女子

舉例來說，和朋友一起爬車站樓梯，總是比對方喘得又快又久，「為什麼只有我這樣？」連快走5至10分鐘也呼吸急促。以及只要行李稍重就開始呼吸沉重。以上也許是貧血的症狀，卻經常被合理化成「年紀大了嘛」、「最近運動不足，體力下滑的關係啦」。

我有相同經驗，以前爬樓梯也很吃力，當時以為自己是「工作太忙，疏於運動才會氣喘如牛」，實際上卻是貧血。貧血一改善，問題也跟著消失。

貧血的人，血液輸送氧氣的能力低下，安靜時呼吸次數也會增加，賣力將更多氧氣送至全身。要是再作出耗費太多能量的動作，呼吸將變得越來越短促，呼呼喘個不停。結果心臟跟著喘息快速跳動，引發心悸。此與體重高低完全無關。

慢跑與按摩小腿肚帶動氧氣循環

要將氧氣送達身體每個角落，有氧運動是最適合的。推薦以接近走路的速度輕鬆前進、不會造成過度負擔的慢跑（參見P122至123）。請注意，過於激烈的運動反而會使貧血惡化。慢跑不需過度賣力，重點在能夠持續進行，具有提高運送氧氣功能、增加血紅素濃度的效果。

按摩小腿肚（參見P110至111）對促進血流也有效。素有第二個心臟之稱的小腿肚像幫浦一樣，負責將容易停滯的下半身血液送回心臟。下半身聚集了70%的血液，按摩放鬆小腿肚，尤其能讓血液循環變好，氧氣得以運抵全身。

不需要工具，隨時隨地都能進行，感覺又舒服，是最適合懶人的方法。我也會在半身浴時一邊按摩小腿肚。

身體冰冷與血液循環不良有關，充分浸泡熱水澡，對增強血流也很重要。

擺脫貧血女子宣言 請參閱第3章中有加註 年紀 圖示的各篇說明。

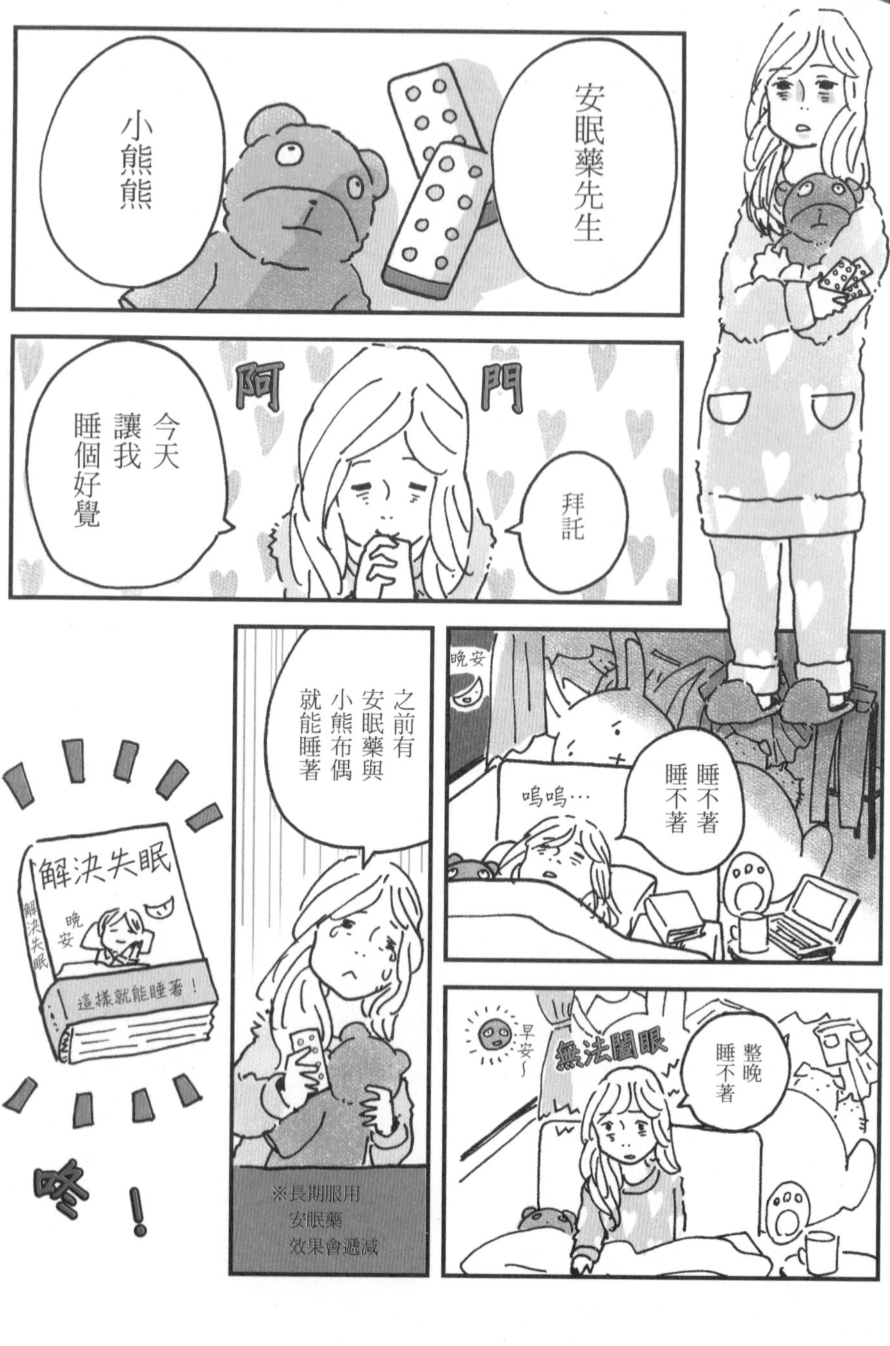
安眠藥先生
小熊熊
拜託
今天讓我睡個好覺
阿門
晚安
睡不著睡不著
嗚嗚…
之前有安眠藥與小熊布偶就能睡著
※長期服用安眠藥效果會遞減
解決失眠
晚安
這樣就能睡著！
咚！
早安~
無法闔眼
整晚睡不著

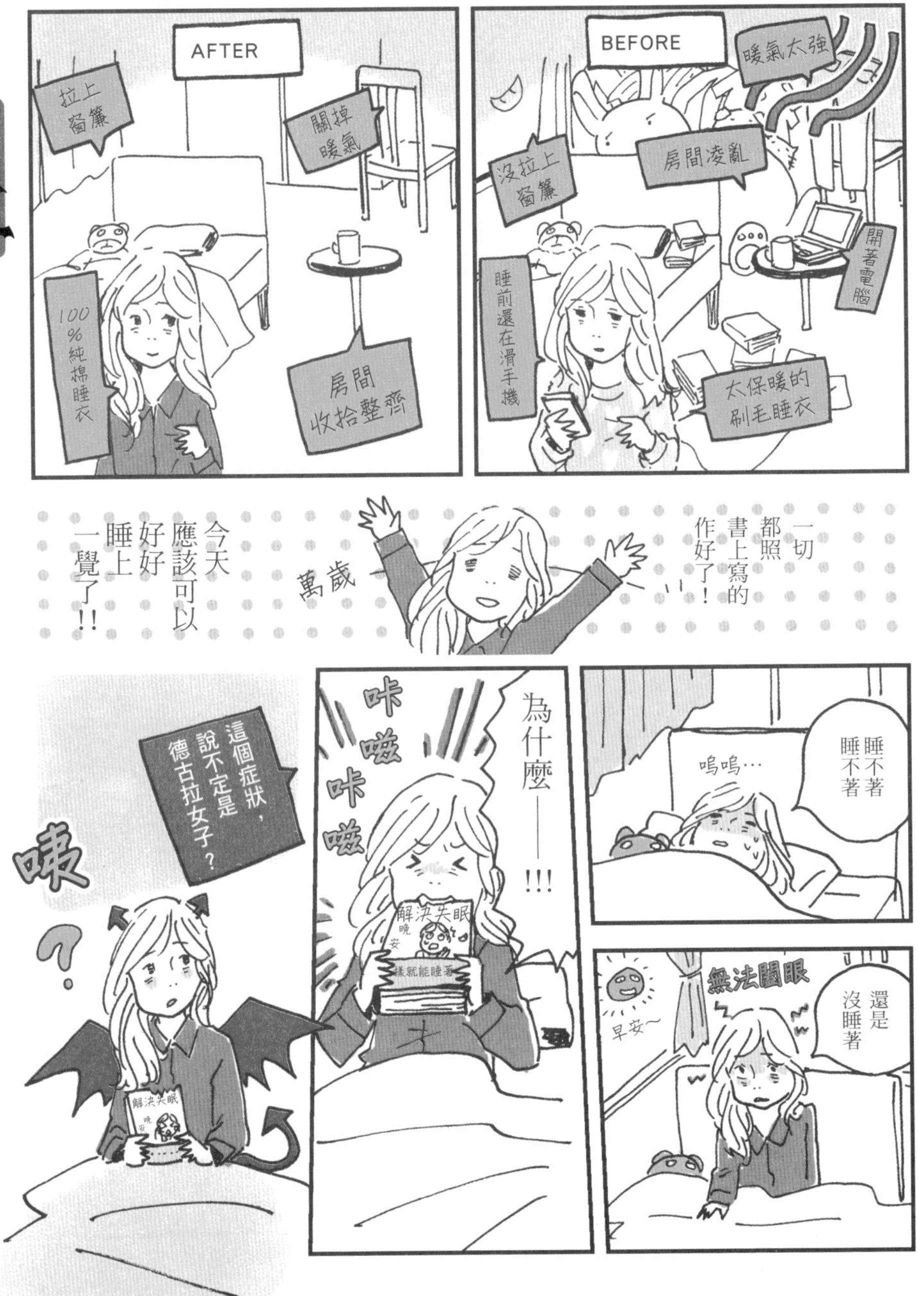
BEFORE
暖氣太強
房間凌亂
沒拉上窗簾
開著電腦
睡前還在滑手機
太保暖的刷毛睡衣
AFTER
拉上窗簾
關掉暖氣
100%純棉睡衣
房間收拾整齊
一切都照書上寫的作好了！
萬歲
今天應該可以好好睡上一覺了!!
睡不著睡不著
嗚嗚…
還是沒睡著
無法闔眼
早安～
為什麼——!!!
咔嗞咔嗞
解決失眠
晚安
這個症狀，說不定是德古拉女子？
咦
?
解決失眠
晚安

德古拉女子 File 3

黑眼圈成了正字標記

—有手機、安眠藥及布偶就一定能睡著—

德古拉女子
指數
★★★★★

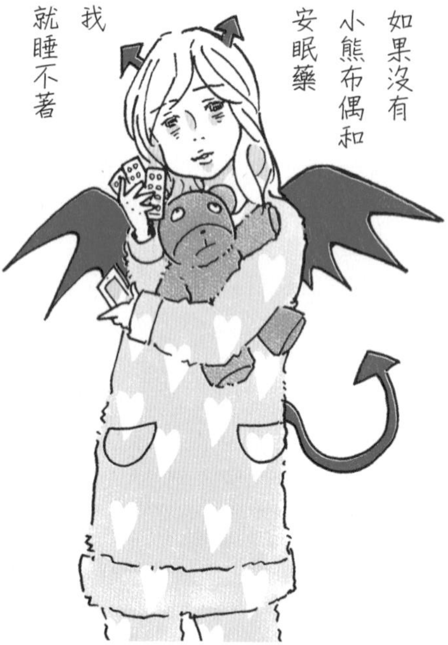

何謂黑眼圈
成了
正字標記？

- **黑眼圈成為標準配備**
  每晚都睡不著，長久下來有黑眼圈也是想當然爾。
- **散發不快樂的氣場**
  因為失眠，無法消除疲倦。
  總是心情低落，感覺離幸福好遠。
- **認定沒安眠藥就睡不著**
  安眠藥是我的守護者，少了它就會不安睡不著！
  但這不就是藥物依賴嗎？

首要之務是營造舒適睡眠空間
不輕易使用安眠藥！

呼吸急促、困難 夜裡醒來好幾次

有別於起因於精神壓力的失眠症，貧血引起的失眠不至於完全睡不著。我以前貧血時，半夜覺得呼吸困難醒來，心想「吸呼變得好急促！」接著又迷迷糊糊睡著。因為整晚反覆好多次，早上起來無熟睡感，所以總是睡眠不足，假日幾乎都躺臥床上。

失眠＝貧血的想法也許過於唐突，但如果一一檢視睡不著的原因，結果還是無法熟睡，有可能是貧血引起的。

好發於缺鐵性貧血的「不寧腿症候群」（參見Ｐ１１８至１１９），大家聽過嗎？靜止時，大腿、小腿還有腳底感覺好像有蟲在爬行，令人焦躁難安，非得把腳動來動去不可。晚上躺在床上更容易出現症狀，承受失眠之苦。

重新檢視臥室的亮度、睡衣等睡眠環境

根據患者的描述，睡眠時間（參見Ｐ１０８至１０９）與臥房環境不佳有關的例子比比皆是。沒窗簾、開著燈睡覺、床鋪四周凌亂，還有人想起：「這麼一說，我夜裡也被冷氣嗡嗡嗡的低頻噪音吵醒好幾次。」來檢查你的臥房是否舒適好眠吧！

首先是睡衣。冬天天冷，常會穿著刷毛衣睡覺。一開始因為被子是冷的，會覺得很舒服，漸漸的因熱氣悶住而翻來覆去。熱醒後將被子掀開，接著又因為太冷醒來，就這樣反反覆覆，整夜都沒睡好。

最近睡覺前滑手機的人愈來愈多。經常如此，強烈藍光會導致腦部興奮而難以入眠。

「既然如此，吃藥幫助入睡就好了呀」，許多成年女性輕易吃起安眠藥，但貿然依賴藥物的作法值得深思。

擺脫貧血女子宣言 請參閱第3章中有加註 \失眠/ 圖示的各篇說明。

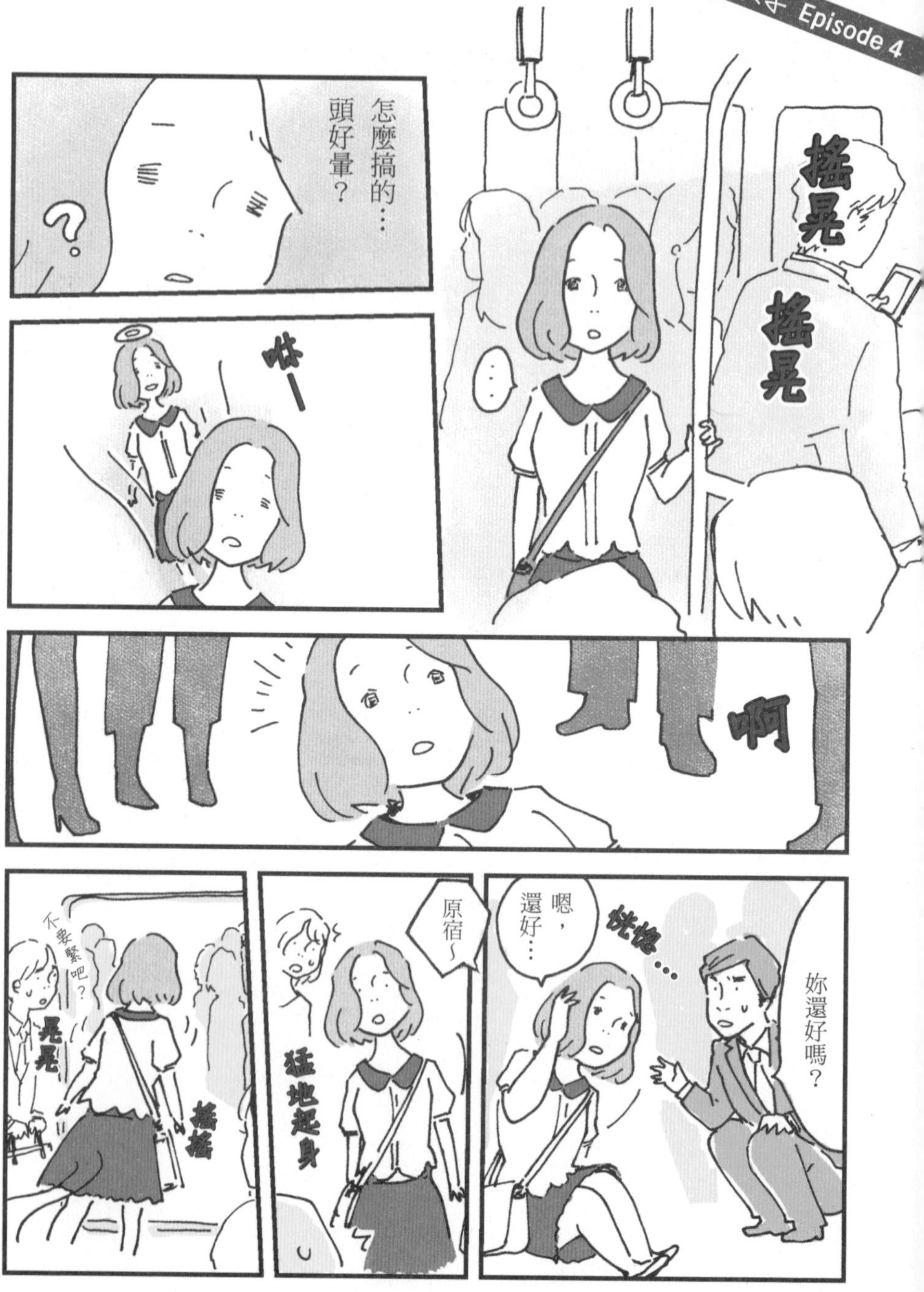
搖晃
搖晃
……
怎麼搞的……
頭好暈？
？
咻—
啊
妳還好嗎？
恍惚…
嗯，還好…
原宿～
猛地起身
不要緊吧？
晃晃
搖搖

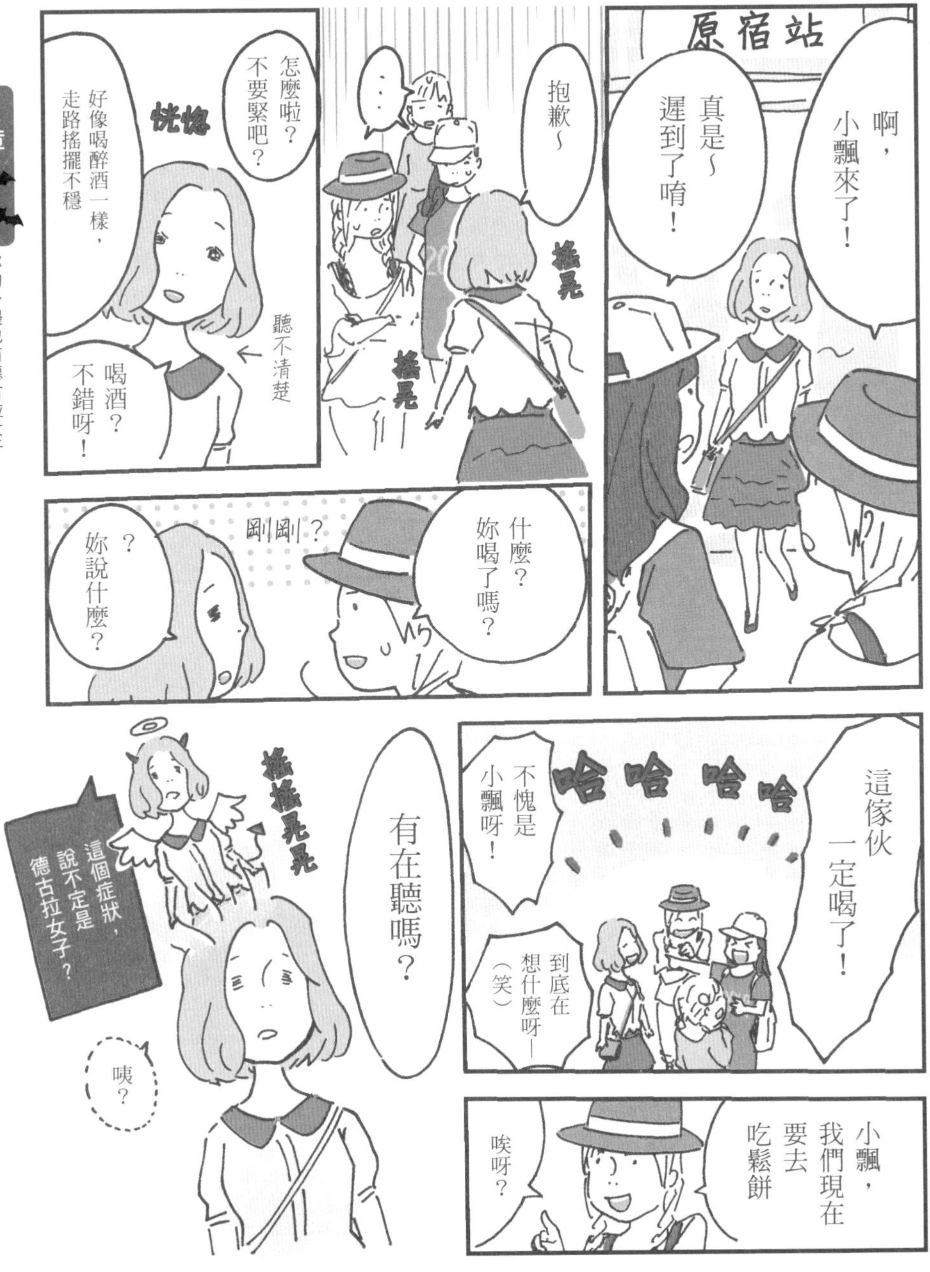
原宿站
啊，小飄來了！
真是～遲到了唷！
抱歉～
…
搖晃
搖晃
怎麼啦？不要緊吧？
恍惚
好像喝醉酒一樣，走路搖擺不穩
聽不清楚
喝酒？不錯呀！
什麼？妳喝了嗎？
剛剛？
？妳說什麼？
這傢伙一定喝了！
哈哈哈哈
不愧是小飄呀！
到底在想什麼呀—（笑）
有在聽嗎？
搖搖晃晃
咦？
這個症狀，說不定是德古拉女子？
小飄，我們現在要去吃鬆餅
唉呀？

德古拉女子 File 4

老是感覺輕飄飄

—沒在聽人説話？不是天然呆喔—

德古拉女子
指數
★★★★

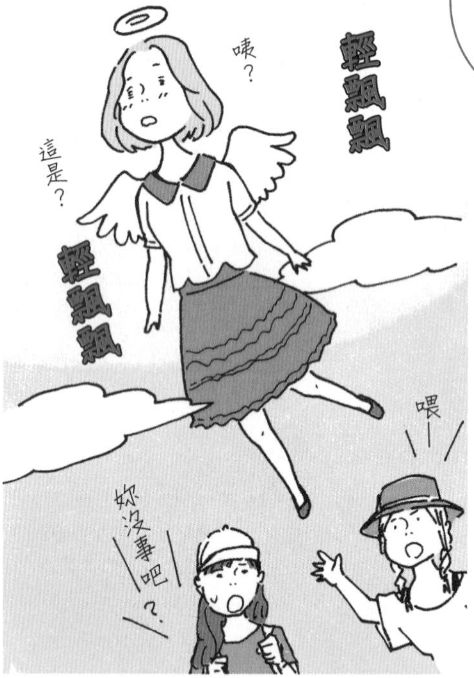

何謂
老是感覺
輕飄飄？

- **腳步輕飄不穩**
  明明沒喝酒，整個人卻輕飄搖擺，彷彿漫步在雲端。
- **早上總是放空恍惚，讓旁人也為她捏把冷汗。**
  不是睡眠不足，但老是精神恍惚。
  本人不自覺，但放空的模樣讓旁人捏把冷汗。
- **難以聽進他人的話**
  本人自認為有認真聽，卻感覺心不在焉。
  常被問「喂，有在聽嗎？」，時而惹惱對方。

調整好飲食與睡眠 持續運動與做體操

眩暈是腦部氧氣不足所發出的求救 有時一天出現數次！

一旦貧血，循環至全身的氧氣就會變少，當然腦部也會氧氣不足。腦會消耗體內近¼的氧氣，是不可欠缺充足氧氣的器官，萬一供應不足，腦就會以暈眩方式發出求救信號。

貧血的眩暈是腳步不穩，有飄浮感，彷彿隨風搖曳的樹葉，飄浮在半空中，有一種踩不到底的痛苦。無法直線走路或安穩坐著，許多人同樣的症狀一天重複好幾次。休息一陣子可獲得緩解，但不知何時會再發生，令人惴惴難安。

不明究理的人會以為「她都沒好好聽人說話，是個無法溝通的奇怪女生」。看起來捉摸不定，其實是眩暈引起的，與個性無關，無奈仍招致誤解。當然，也因為評價日漸下滑而承受煎熬。

透過飲食與睡眠打好基礎 外加持續運動

請用心攝取高鐵食物以增加血液，並且要充足睡眠。最重要也最簡單的就是飲食與睡眠。確實作好這兩件事，為擺脫貧血扎穩基礎，再搭配其他對策。

補鐵保健食品（參見P96至97）、對飄浮感及眩暈有效的漢方（參見P98至99），或是按壓貧血的穴位（參見P100至101），請試著尋找符合需求的自我保健方式，持之以恆。

當眩暈穩定時，從事提升肌力的運動（參見P102至103）及頸部體操（參見P106至107），對解除腦部氧氣不足也有效。

習慣活動身體，蓄積體力後，再慢慢挑戰廣播體操（日本的國民健康操，參見P120至121）及慢跑（參見P122至123）等運動。在能力範圍內持續作，提升體內的氧氣循環力。

擺脫貧血女子宣言 請參閱第3章中有加註"搖晃"圖示的各篇說明。

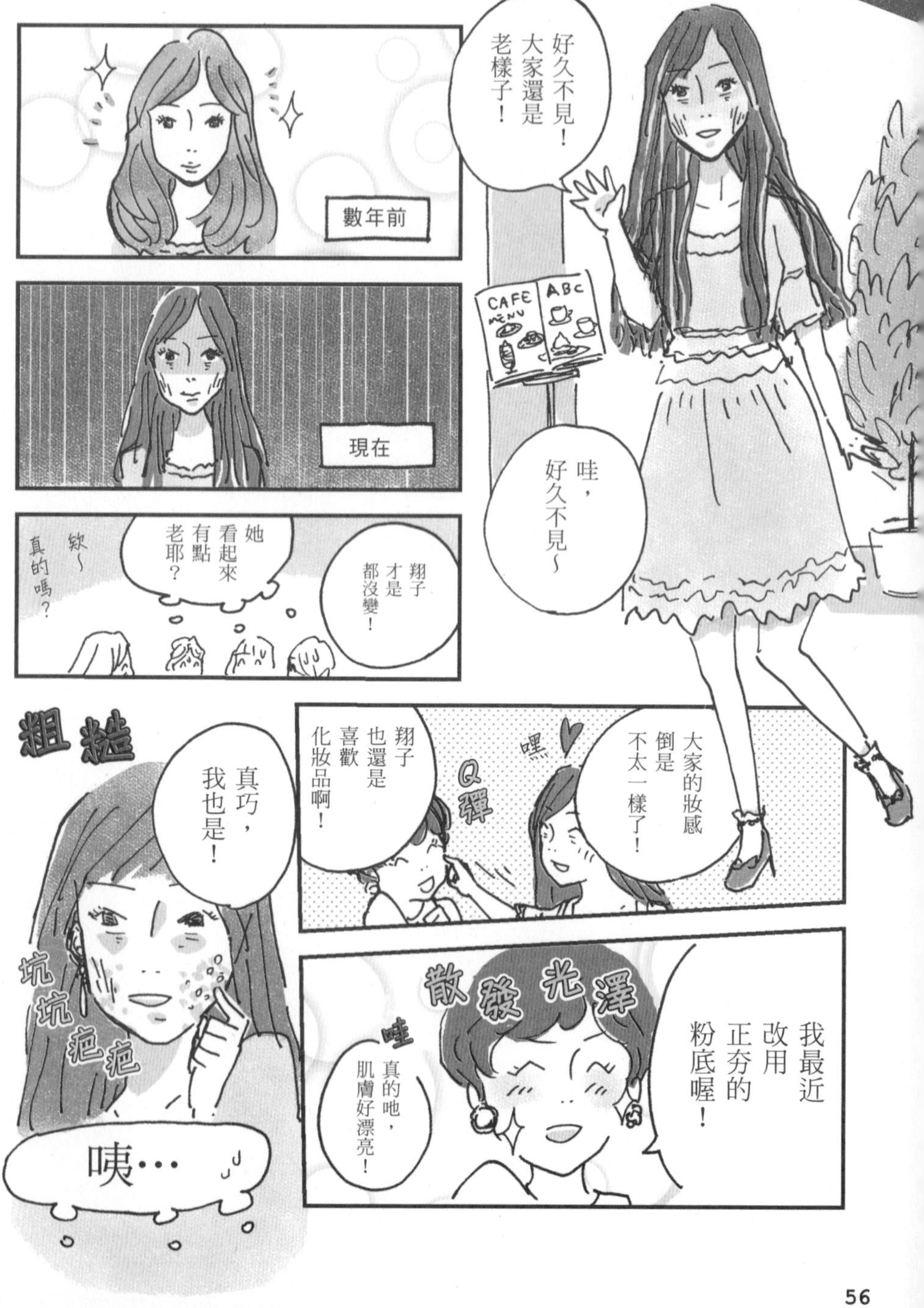
好久不見！大家還是老樣子！
CAFE MENU
ABC
哇，好久不見～
數年前
現在
翔子才是都沒變！
她看起來有點老耶？
欸～真的嗎？
大家的妝感倒是不太一樣了！
嘿
Q彈
翔子也還是喜歡化妝品啊！
粗糙
真巧，我也是！
坑坑疤疤
咦…
我最近改用正夯的粉底喔！
散發光澤
哇
真的吔，肌膚好漂亮！

2章

你的身邊也有德古拉女子

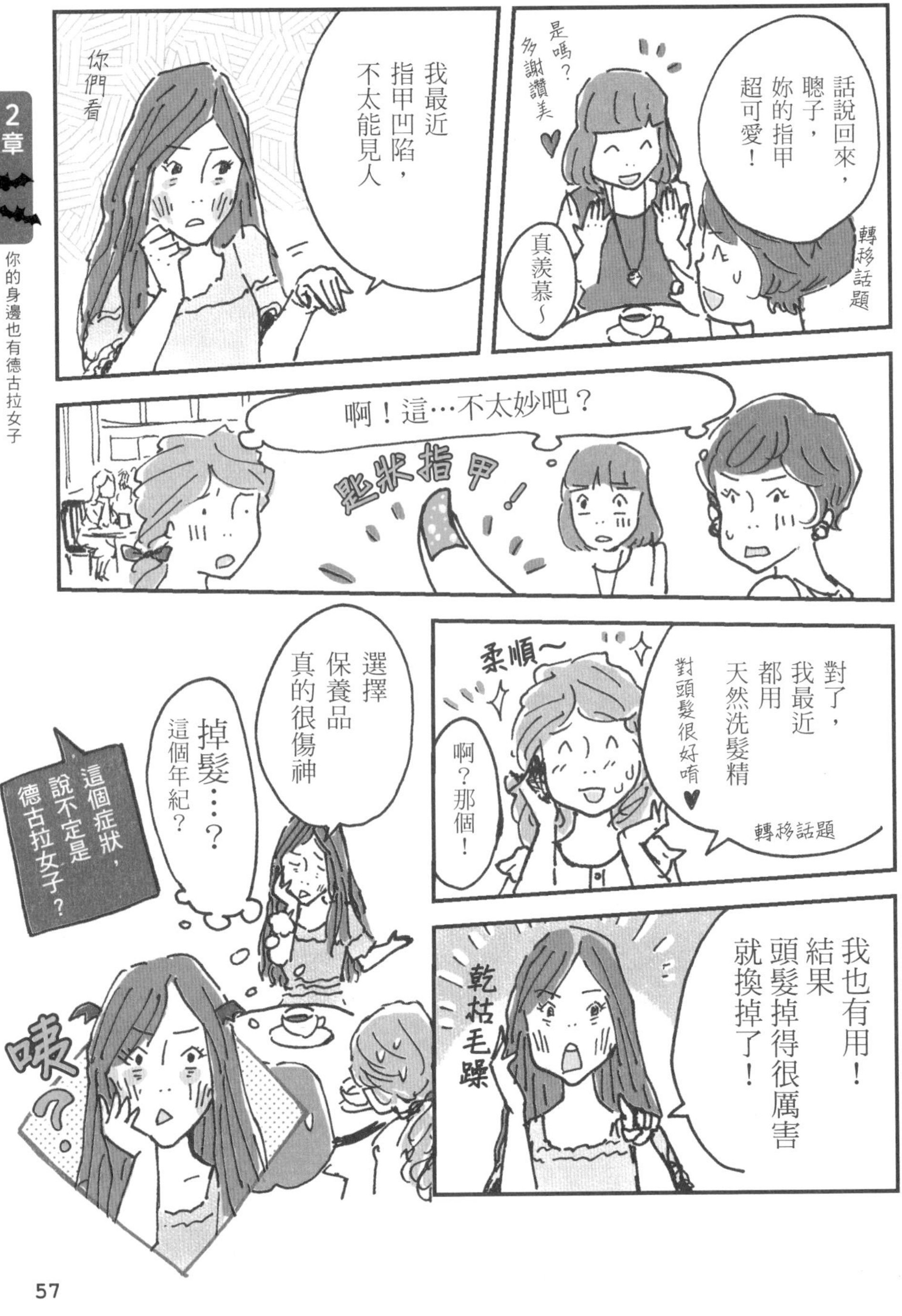
話說回來，聰子，妳的指甲超可愛！
轉移話題
是嗎？多謝讚美♥
真羨慕～
我最近指甲凹陷，不太能見人
你們看
啊！這…不太妙吧？
匙狀指甲！
對了，我最近都用天然洗髮精
對頭髮很好唷♥
柔順～
啊？那個！
轉移話題
選擇保養品真的很傷神
掉髮…？這個年紀？
這個症狀，說不定是德古拉女子？
咦？
我也有用！結果頭髮掉得很厲害就換掉了！
乾枯毛躁

德古拉女子 File 5

超關心化妝品

—試過各種化妝品，卻沒一樣合用—

德古拉女子指數

★★★★

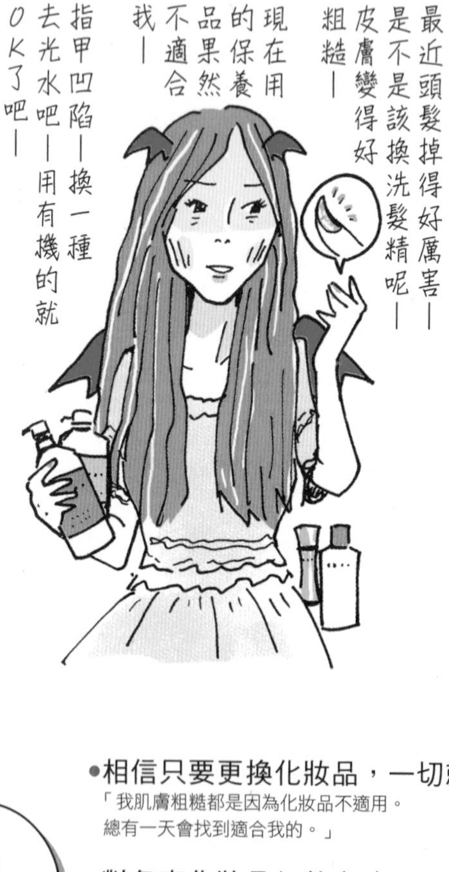

最近頭髮掉得好厲害—是不是該換洗髮精呢—
皮膚變得好粗糙—
現在用的保養品果然不適合我—
指甲凹陷—換一種去光水吧—用有機的就OK了吧—

何謂超關心化妝品？

- **相信只要更換化妝品，一切就迎刃而解**

  「我肌膚粗糙都是因為化妝品不適用。
  總有一天會找到適合我的。」

- **對各家化妝品如數家珍**

  正因為試過各種化妝品，會不斷更新資訊，被稱為化妝品控。

- **不太能確實感受效果**

  可惜至今都沒找到適合的化妝品。
  因為這個緣故才會看起來比同齡的女生老嗎？

貧血女子努力的目標是
紅潤的肌膚與柔順的頭髮

紅色素的紅血球不足
氣色差而顯老

紅血球有紅色素，所以體內紅血球少的貧血女子，膚色會比健康者淺一個色階，缺乏血色。不只臉色蒼白，嘴唇與眼白也發白，與其說是白皙美人，更像是給人比同年齡者老的印象。

加上身體缺氧，導致新陳代謝變差，從老舊細胞更新為新細胞的所需天數拉長。也因為老舊細胞堆積於體內的時間變長，使肌膚水分流失，皺紋與粗糙感明顯，真教人傷心！而且容易長濕疹，狀況不好。

同理，對頭皮也有不良影響。頭皮毛根的細胞分裂生成毛髮，向外伸展，若毛根的細胞缺氧，頭髮會變細，掉髮、斷髮與分叉的狀況增加。

不僅如此，指甲亦會出現不良變化。因為無法生成健康的指甲，指甲變得蒼白、易裂，手指和腳趾的指甲，都可能會呈現有貧血徵兆的湯匙狀。

提升膚色，
以恢復自然氣色為目標

再怎麼擅長化妝，若是肌膚糟糕不健康，也很難變美麗。為了提升膚色，展現自然明亮風采，在磨練化妝技巧前，請先積極攝取鐵質豐富的食物，且盡量在晚上11點前就寢（參見P108至109），確保睡眠充足。

成年女性最不可欠缺的就是水潤的肌膚（參見P112至113）。為防止滲透至肌膚的化妝水蒸發，需再以油分包覆，遵守基本的護膚保養步驟，維持保濕力。

藉由每天梳頭，促進血液循環力，柔化頭皮，可預防掉髮。頭髮是在睡覺時生長，所以最好於晚上就寢前洗頭而非早上，同時記得正確護髮（參見P114至115）。

萬一出現匙狀指甲，由於指甲的生長周期是3個月，請努力在此期間改善飲食與生活習慣。

擺脫貧血女子宣言 請參閱第3章中有加註 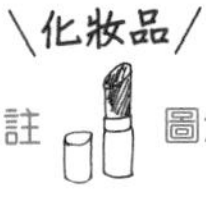

圖示的各篇說明。

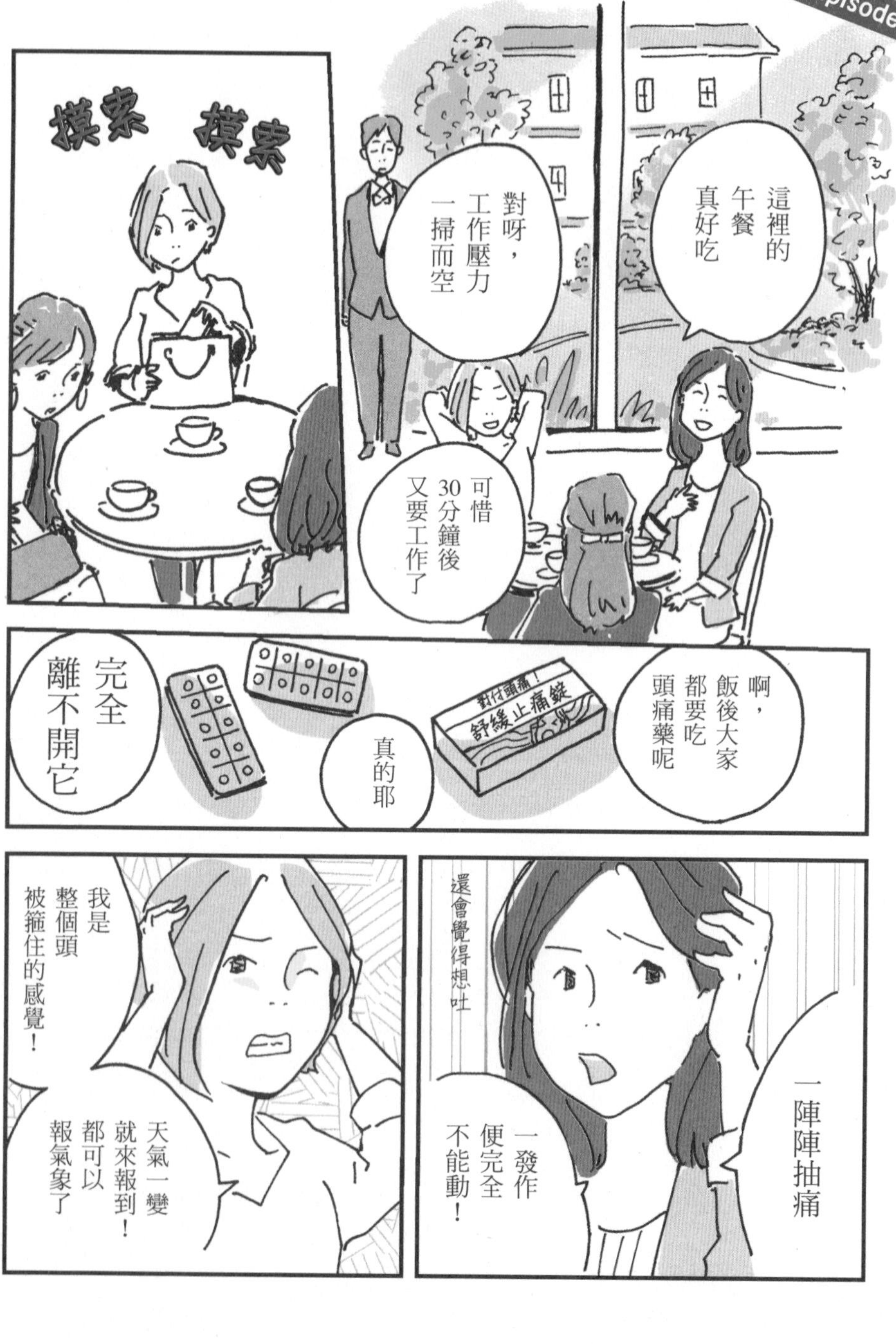
這裡的午餐真好吃
對呀，工作壓力一掃而空
可惜30分鐘後又要工作了
摸索 摸索
啊，飯後大家都要吃頭痛藥呢
對付頭痛！
舒緩止痛錠
真的耶
完全離不開它
一陣陣抽痛
一發作便完全不能動！
還會覺得想吐
我是整個頭被箍住的感覺！
天氣一變就來報到！都可以報氣象了

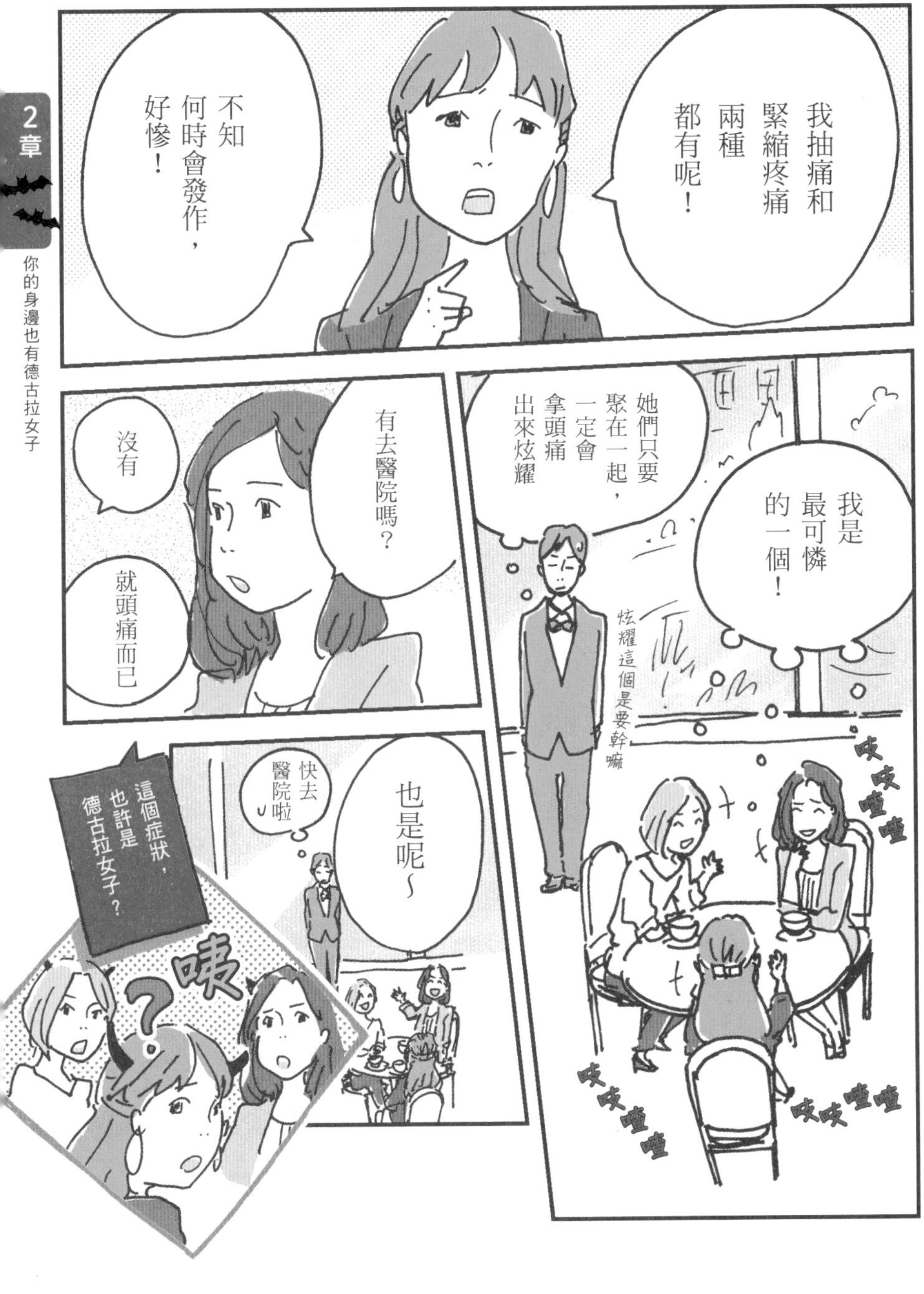
我抽痛和緊縮疼痛兩種都有呢！
不知何時會發作，好慘！
我是最可憐的一個！
她們只要聚在一起，一定會拿頭痛出來炫耀
炫耀這個是要幹嘛
吱吱喳喳
吱吱喳喳
吱吱喳喳
有去醫院嗎？
沒有
就頭痛而已
也是呢～
快去醫院啦
咦
這個症狀，也許是德古拉女子？

德古拉女子 File 6

我們是頭痛三姐妹

—每次見面就開起頭痛發表大會—

德古拉女子指數

★★★★

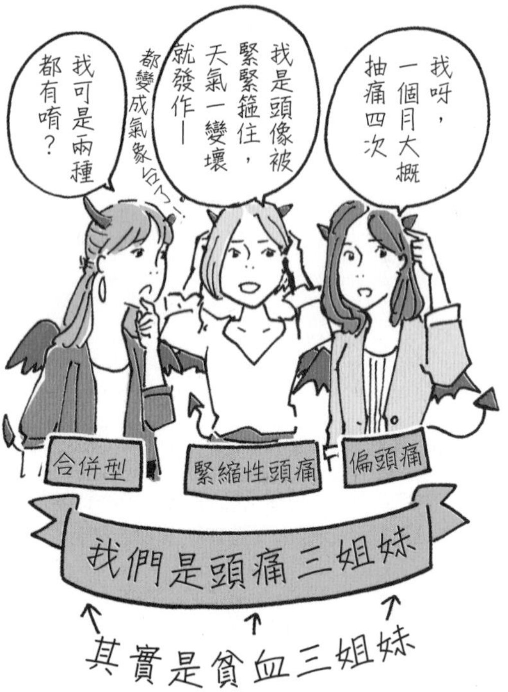

我可是兩種都有唷？
都變成氣象台了！
我是頭像被緊緊箍住，天氣一變壞就發作－
我呀，一個月大概抽痛四次
合併型
緊縮性頭痛
偏頭痛
我們是頭痛三姐妹
其實是貧血三姐妹

何謂頭痛三姐妹？

- **一碰面就相互發表頭痛史**
  開場白是「我的頭痛和別人不一樣」。
  再從「這段時間變成這種痛法——」開啟今天精彩的頭痛講座。
- **隨身攜帶頭痛藥**
  飯後就要服用頭痛藥，等發作就來不及了。
  可暫時緩解，但頭痛並未改善
- **沒去醫院好好檢查**
  頭痛很平常，又不是只有自己會發生，所以就沒去醫院，
  不少成年女性就直接購買成藥解決。

消除肩頸緊繃
迅速提高腦部血液循環

貧血是頭痛發作的危險因子 有頭痛毛病者要提高警覺！

並非所有的貧血女子都受頭痛之苦。但如果原本就有頭痛毛病，一旦貧血造成腦部氧氣不足，頭痛發作的次數會比之前多。

舉例來說，腦部血管擴張，周圍神經受刺激而抽痛的偏頭痛，由原本一個月2次增加到一周1次。身心壓力引起的緊縮性頭痛，一個月反覆發作15次以上。以上兩種症狀都有的合併型甚至每天都出現。如果是眼睛彷彿要被挖出般持續疼痛，有可能是叢發性頭痛。

惱人的頭痛，如果一直反覆發作，就要懷疑是不是貧血造成的。和氣壓變化、喝酒及感冒一樣，貧血也是頭痛發作的危險因子。有的患者「試過頭痛藥但沒治好，結果貧血改善了，頭痛也跟著消失」，就算未完全痊癒，頭痛發作次數也會減少，症狀減輕。

推薦頭部體操、梳理頭皮與眼部保健

我想有不少成年女性會輕易服用頭痛藥。懂得活用倒也無可厚非，可是會不會變得過度依賴而離不開它呢？除了頭痛藥，妳還可以嘗試其他選項。

首先是頸部體操（參見P106至107）。肩頸後方的肌肉僵硬，貫穿肌肉通往後腦勺的神經也跟著緊繃，特別是緊縮性頭痛會越發嚴重。可做做頸部體操來解除僵硬。肩頸鬆開了，腦部血液循環將更加順暢。當頭皮變硬或腫脹時，梳理按摩頭皮能加速血流，感覺人好清爽。眼睛疲勞也會引起頭痛，請勤於保養眼睛（參見P116至117）。

萬一三不五時就為頭痛所苦，已經到干擾日常生活的程度，而且出現貧血的其他症狀，請醫生開立鐵劑（參見P138至139）也是一個方法。

擺脫貧血女子宣言 請參閱第3章中有加註 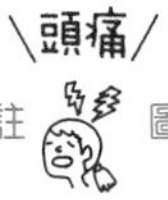

圖示的各篇說明。

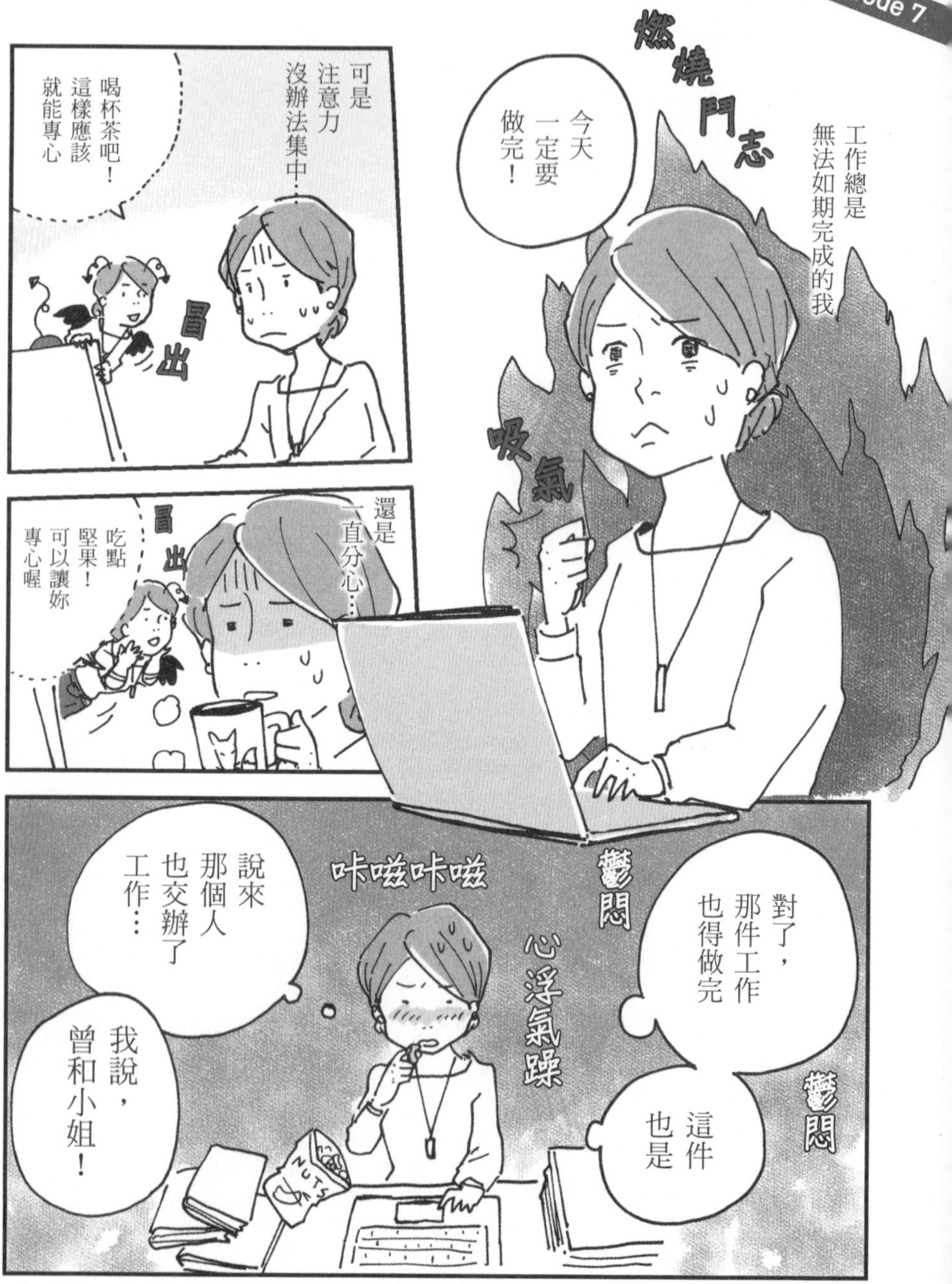
工作總是無法如期完成的我
燃燒鬥志
今天一定要做完！
吸氣
可是注意力沒辦法集中…
喝杯茶吧！這樣應該就能專心
冒出
還是一直分心…
吃點堅果！可以讓妳專心喔
冒出
對了，那件工作也得做完
鬱悶
這件也是
鬱悶
心浮氣躁
咔嗞咔嗞
說來那個人也交辦了工作…
我說，曾和小姐！

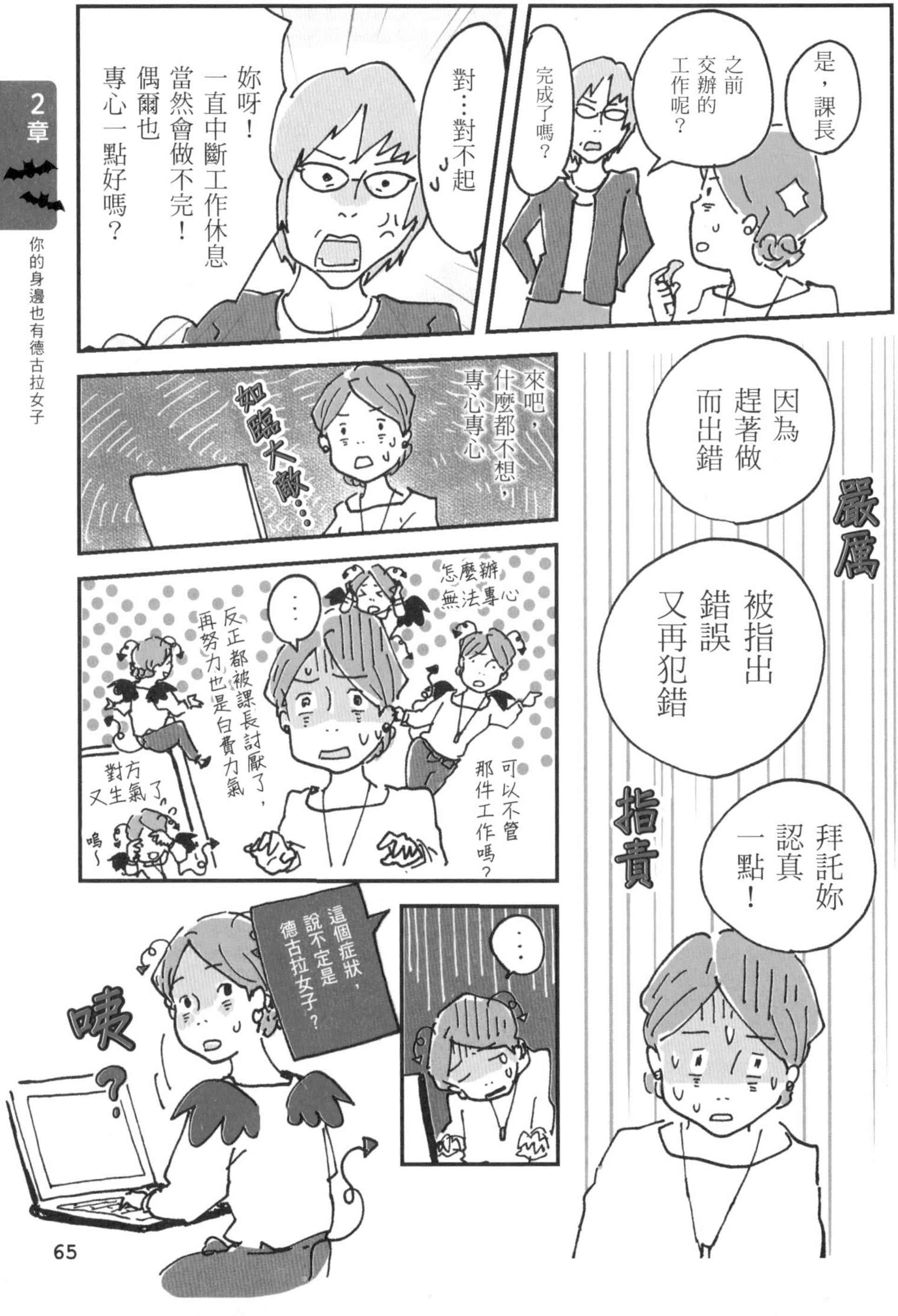
是，課長
之前交辦的工作呢？
完成了嗎？
對…對不起
妳呀！一直中斷工作休息當然會做不完！偶爾也專心一點好嗎？
因為趕著做而出錯
嚴厲
被指出錯誤又再犯錯
指責
拜託妳認真一點！
來吧，什麼都不想，專心專心
如臨大敵…
怎麼辦無法專心
…
反正都被課長討厭了，再努力也是白費力氣
可以不管那件工作嗎？
對方又生氣了
嗚～
…
這個症狀，說不定是德古拉女子？
咦

德古拉女子 File 7

一直在搶救注意力！

—心浮氣躁，工作效率差—

德古拉女子
指數
★★★

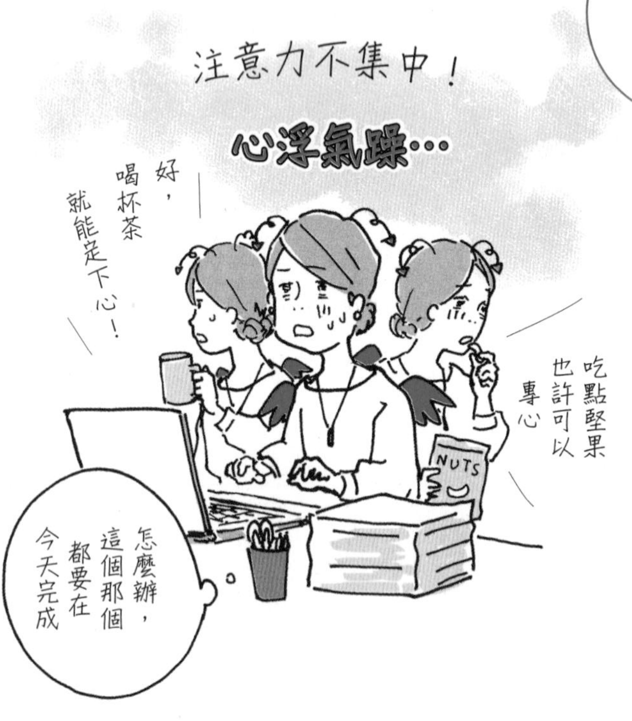
注意力不集中！
心浮氣躁…
好，喝杯茶就能定下心！
吃點堅果也許可以專心
NUTS
怎麼辦，這個那個都要在今天完成

何謂
一直在搶救
注意力？

●有心要做，但就是無法集中注意力
一堆工作擺在眼前，明知要快點進行，卻心浮氣躁，東做一點，西做一點。

●試了各種集中注意力的方法都沒效
試了傳說中可提高注意力的各種方法，效果僅曇花一現，已經無計可施。

●在旁人眼中就是工作缺乏幹勁
做事老是半途而廢，被旁人貼上「無能」的標籤，沒一件事做得好。形象這麼負面嗎？

攝取肉或紅肉魚補充鐵質與色胺酸
提升自律神經調節功能

缺鐵的貧血女子 不易製造幸福荷爾蒙

心神不寧、欠缺注意力的狀況若持續一陣子，有可能是貧血造成的。不限於貧血，體內鐵質儲存量偏低的潛在貧血，也會出現提不起勁、漠不關心、煩躁等症狀，原本擔心「會不會是自律神經失調？」其實是缺鐵性貧血的例子不在少數。

貧血會使營養與氧氣未能確實送達腦部，造成無法充分合成腦內神經傳達物質血清素。製造血清素需要色胺酸（一種胺基酸）、維生素B_6、鎂與菸鹼酸等。酵素將吃進口中的食物分解成這些營養素，而鐵是輔酶，有幫助酵素的作用，也是不可或缺的營養素。鐵質不足就無法生成可提高幹勁的幸福荷爾蒙──血清素，加上血清素活動需要充足氧氣，如此一來，腦內氧氣不足的貧血女子幸福感就會偏低！

積極攝取 富含色胺酸的食物

不只鐵質，還要多吃富含色胺酸的食物。可喜的是，色胺酸含量多的食材，如肉類與紅肉魚等，鐵含量也高。所以透過飲食不僅可以補鐵，還能增加血清素。

充分的睡眠也是必要的，盡量在晚上11點前就寢（參見P108至109），改善生活方式，調節交感神經與副交感神經的平衡。另外，也可做做頸部體操，鍛鍊自律神經（參見P106至107）。

儘管並非自律神經失調症，但忙碌的生活往往使交感神經一方過度活躍。為了讓休息模式的副交感神經占優勢，穩健度過每一天真的很重要。

至於心浮氣躁、欠缺幹勁與專注力的症狀，可試試增進血液循環的漢方（參見P98至99）尋求改善。漢方藥局、中醫院及藥妝店等都可買到。

擺脫貧血女子宣言 請參閱第3章中有加註 \分心/ 圖示的各篇說明。

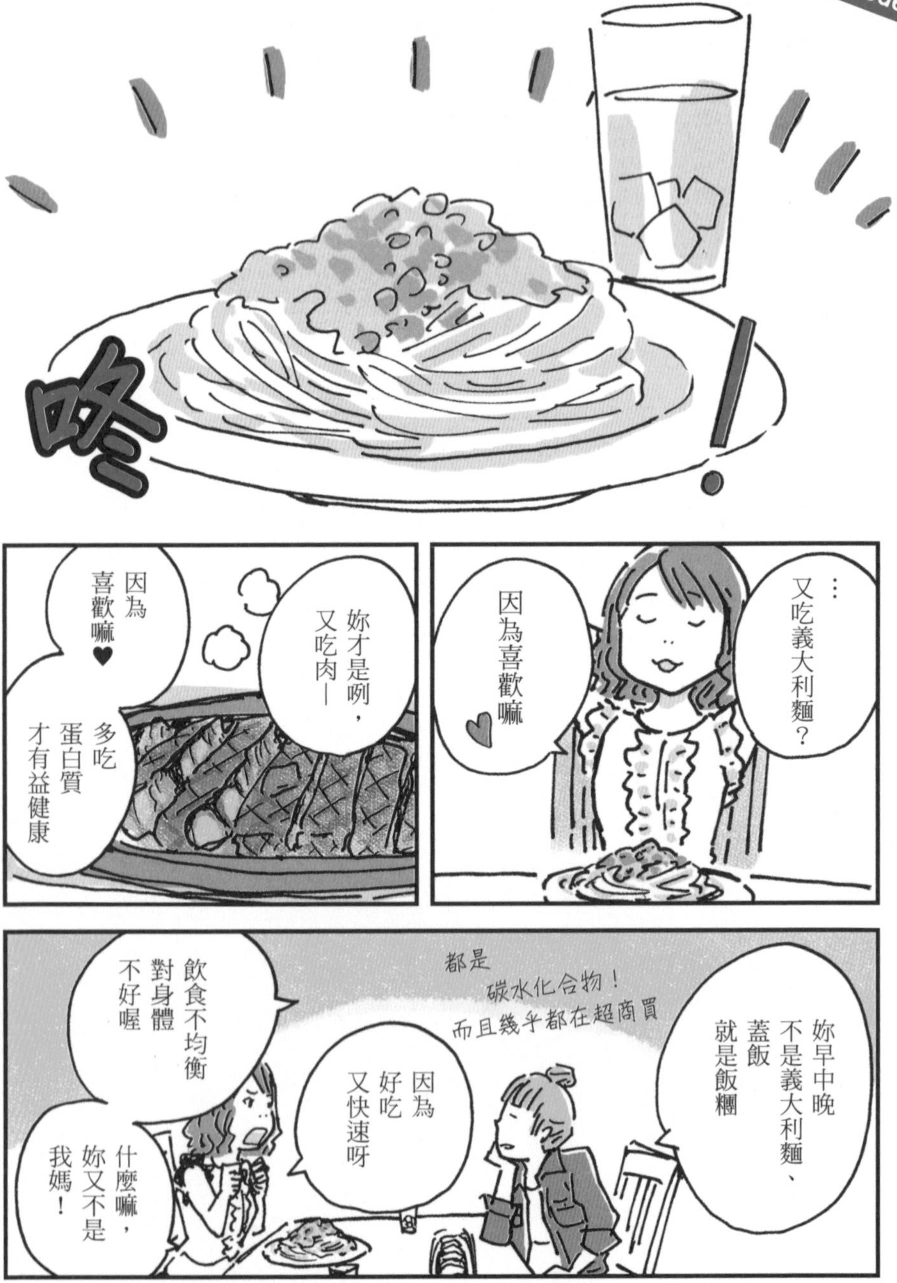
咚！
⋯又吃義大利麵？
因為喜歡嘛♥
妳才是咧，又吃肉—
因為喜歡嘛♥
多吃蛋白質才有益健康
妳早中晚不是義大利麵、蓋飯就是飯糰
都是碳水化合物！而且幾乎都在超商買
因為好吃又快速呀
飲食不均衡對身體不好喔
什麼嘛，妳又不是我媽！

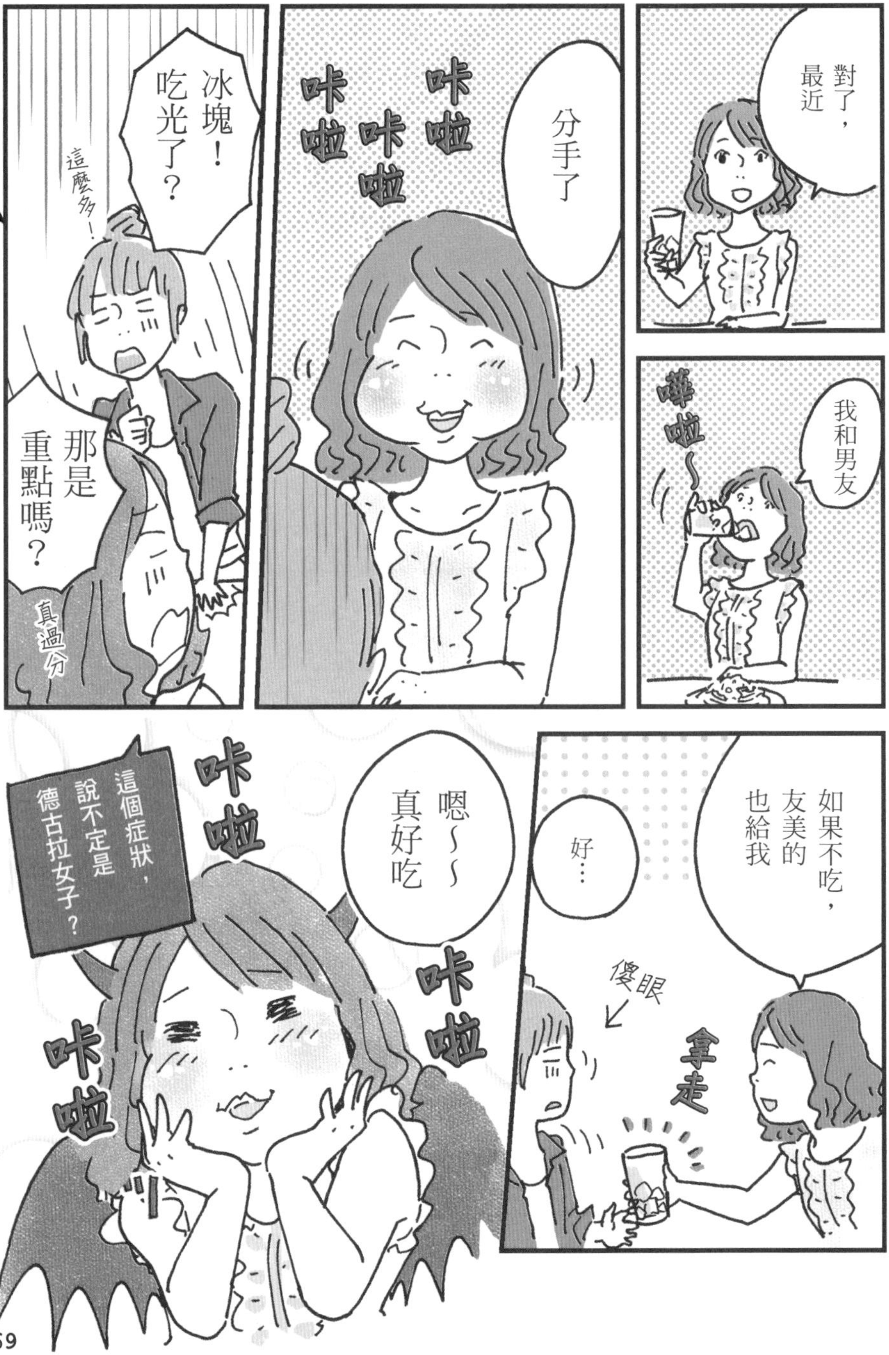
對了，最近
我和男友
嘩啦~
分手了
咔啦
咔啦
咔啦
冰塊！吃光了？
這麼多！
那是重點嗎？
真過分
如果不吃，友美的也給我
好…
傻眼
拿走
嗯~~真好吃
咔啦
咔啦
咔啦
這個症狀，說不定是德古拉女子？

德古拉女子 File 8

超愛超商食品

—每天都吃超商食品，但挑有蔬菜的喔！—

德古拉女子指數

★★★

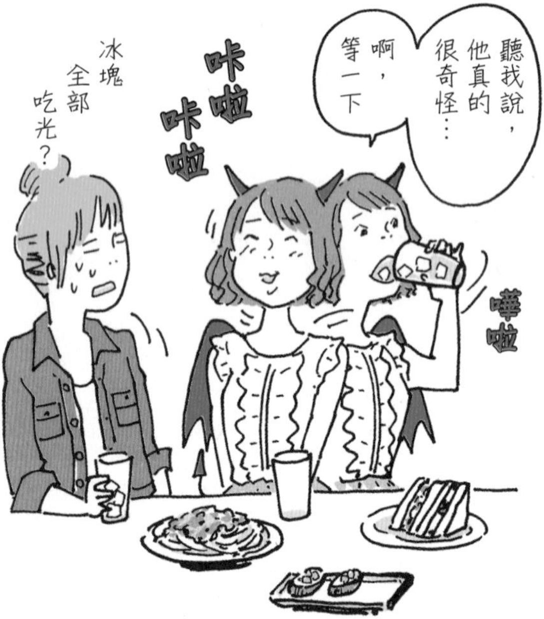
聽我說，他真的很奇怪……
啊，等一下
咔啦咔啦
冰塊全部吃光？
嘩啦

何謂超愛超商食品？

- **每天午餐都吃簡便食品**
  經常光顧便利商店，只挑義大利麵和沙拉等簡便食品。
  可是有吃蔬菜，應該還算健康！
- **超愛有嚼感的食物**
  最愛的是冰塊。自己的吃完還嫌不夠，連別人的分也掃光。
  「冰涼又硬硬的嚼感，完全不能自拔。」
- **冷凍庫全年製冰儲存的冰塊強人**
  在家儲備冰塊，以便隨時都有冰塊可吃。
  量那麼大，不會吃壞肚子嗎？沒辦法，就是喜歡嘛！

以包含主食、主菜、配菜的均衡飲食為目標

偏食、缺食或節食都是貧血的重大原因

偏食與缺食是引發貧血的重大因素。經常以便利商店食品或速食裹腹，長期吃醣質或食品添加物含量高的飯糰、麵包、麵類、零食甜點等，營養失衡，鐵質不足也是意料中的事。

另外，喜歡吃蔬菜沙拉、蔬果昔與蔬菜汁，但完全不碰肉或不想吃肉的草食女性不在少數。只吃蔬菜將無法攝取存在於動物性食物中的血基質鐵，而任意限制飲食，反覆節食或減食瘦身，身體當然也無法吸收到鐵質。

紊亂的飲食會製造貧血並非誇大說法。很多人從升學或就業離家單獨生活開始，均衡飲食便告瓦解，飲食上的變化誘發貧血的例子時有所聞。食物造就了妳的身體，因此無論如何都要將飲食擺在第一位。

及早矯正偏頗的飲食習慣

理想的狀態是一日三餐，營養均衡。主食為碳水化合物的米飯、麵包與麵類等。主菜包括蛋白質豐富的肉類、魚貝類與蛋等，盡可能多吃吸收率高的血基質鐵食材（參見P80至81）。配菜則選擇維生素與礦物充足的蔬菜與海藻等。餐桌上紅、黃、綠色彩豐富，均衡攝取各種營養。調味可多多利用傳統的醬油、味噌等發酵調味料。雖然沒必要以完美飲食為目標，至少應該及早矯正明顯的偏食、缺食與節食問題。

點心建議選擇含鐵水果（參見P88至89）。但鐵質再豐富仍不宜吃太多，以免熱量過高。建議吃到約八分飽，適量且細嚼慢嚥。

有的食物會阻礙好不容易攝取的鐵質吸收（參見P86至87）。事先了解當成實用知識即可，不需要太神經質。

擺脫貧血女子宣言 請參閱第3章中有加註「超商」圖示的各篇說明。

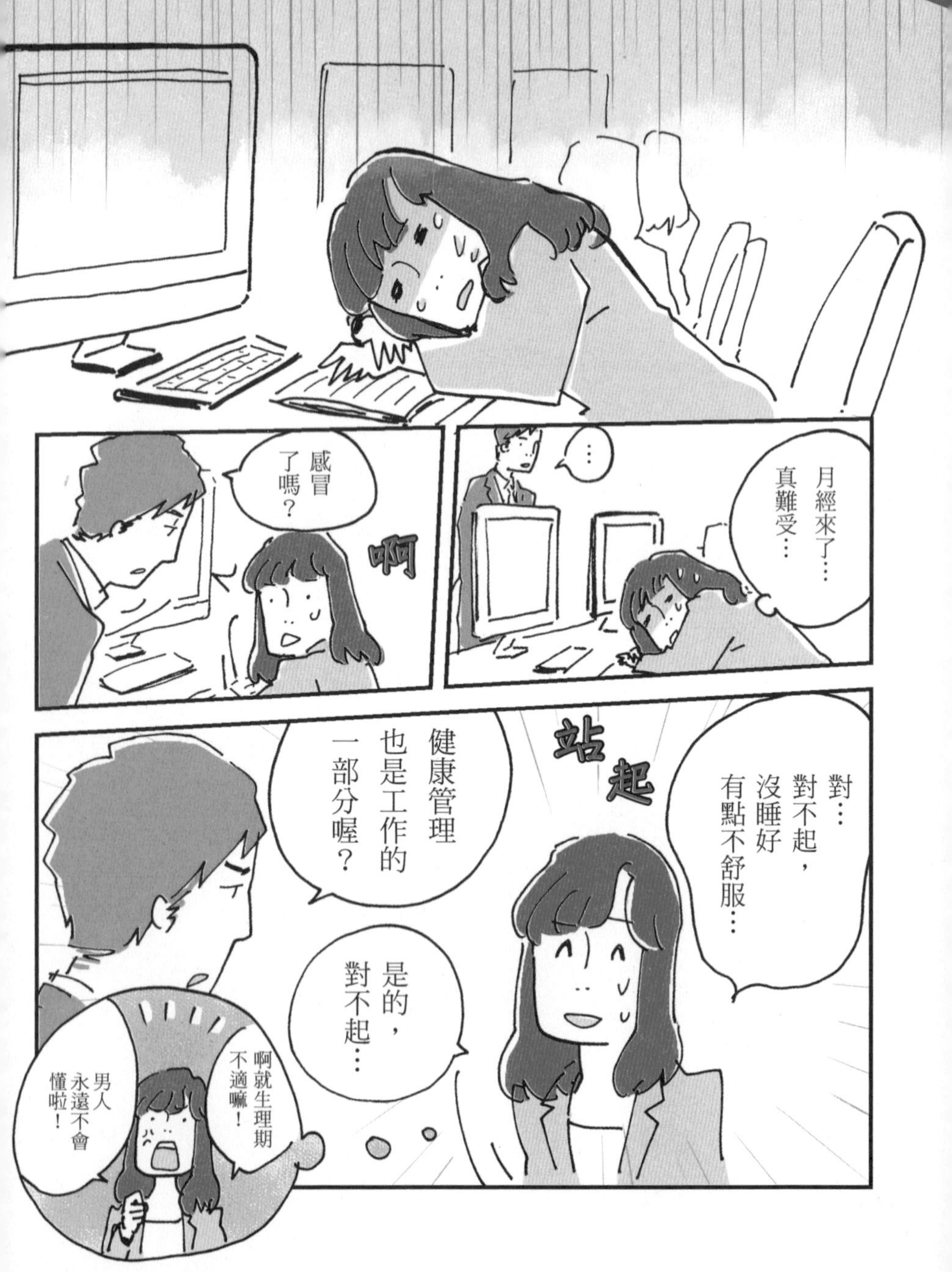
月經來了……真難受……
……
啊
感冒了嗎？
站起
對……對不起，沒睡好有點不舒服……
健康管理也是工作的一部分喔？
是的，對不起……
啊就生理期不適嘛！
男人永遠不會懂啦！

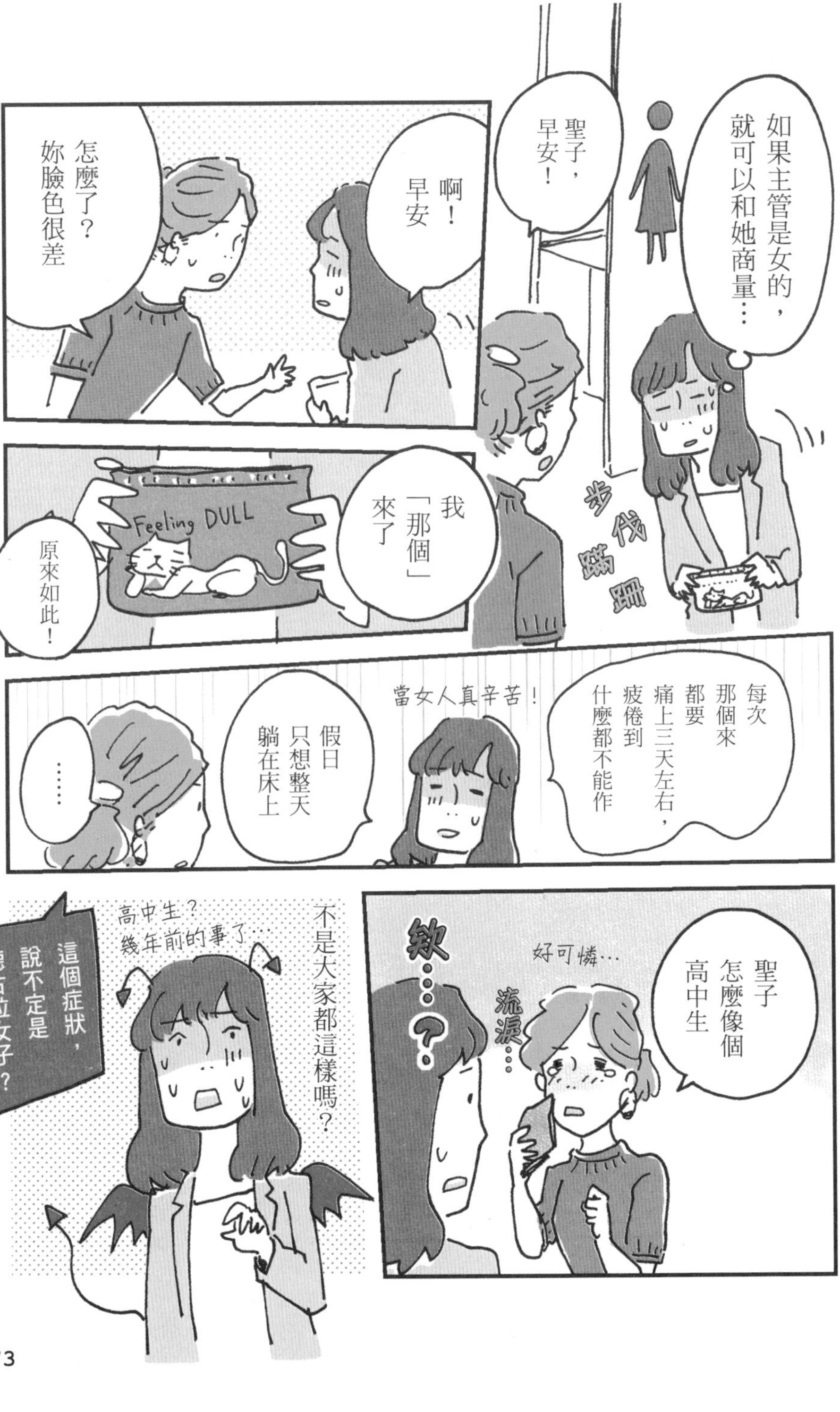
如果主管是女的，就可以和她商量…
聖子，早安！
步伐蹣跚
啊！早安
怎麼了？妳臉色很差
我「那個」來了
原來如此！
每次那個來都要痛上三天左右，疲倦到什麼都不能作
當女人真辛苦！
假日只想整天躺在床上
……
聖子怎麼像個高中生
好可憐…
流淚…
欸…？
不是大家都這樣嗎？
高中生？幾年前的事了…
這個症狀，說不定是德古拉女子？

德古拉女子 File 9

生理期沉重不適

—每個月生理期都是倦怠、疼痛、難受三重奏—

德古拉女子
指數
★★★

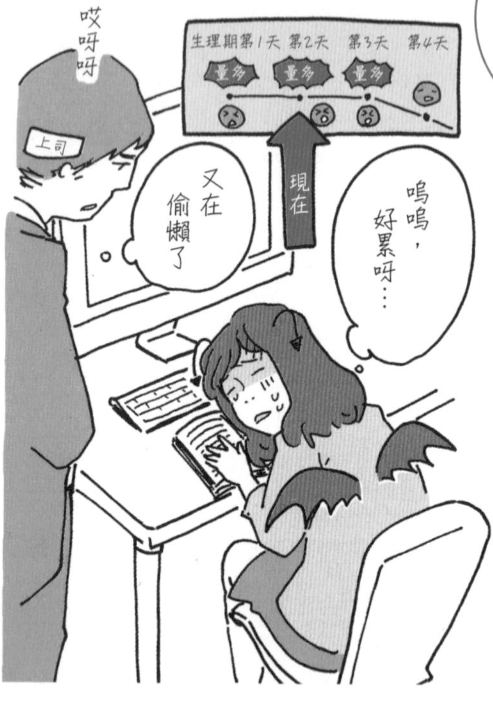

何謂生理期沉重不適？

- **從學生時代就生理期不適**
  生理期總是沉重不適。出血量多且伴隨疼痛與倦怠，很難受。
  但月經每個月都會來，只好認了。
- **一般衛生棉來不及應付**
  量多到一般日用衛生棉不足因應，
  必須使用日用量多型與夜用型。
- **難以啟齒，不易被異性理解**
  月經是女性特有，很難讓男性理解，
  因為害羞而無法直接說出「就是生理期啦」。

生理期不適的人
建議服用補鐵保健食品

經血量過多
造成鐵質大量流失

月經量過多也是貧血的原因之一。女性每月一次的生理期會流失鐵質，和男性相比容易鐵質不足。要是月經出血量太多，更會讓好不容易吸收的珍貴鐵質不斷排出體外，引發貧血。

經血過多的問題，棘手的是本人往往未能察覺。詢問患者：「生理期出血量會不會太多？」患者這才恍然大悟：「這麼一說，我在量多那幾天，即使勤快更換衛生棉，還是會沾到內褲。也許經血確實太多了！」由於無法和他人作比較，故而難以辨別經血量算是多還是少。

另一方面，有些人雖然出血量一般，但「生理期間特別疲倦，只想睡上一整天」、「月經快結束時出現眩暈或頭痛變嚴重」，像這樣每個月都為這些不適所苦的女性，要有警覺懷疑可能是貧血或潛在貧血。

服用補鐵保健食品
效果值得期待

在女性荷爾蒙分泌不平衡的青春期，經血量往往偏多，有時候還會有某個月特別多的狀況。出血過多也可能是婦科問題，未來打算懷孕、生產的女性，最好到婦產科仔細檢查。

不限於生理期，平常就應該從飲食攝取充分的鐵及睡眠充足。例如挑選高鐵水果（參見P88至89），有時吃吃肝臟料理（參見P84至85）。避免熬夜，一周至少1至2次早早上床睡覺。

除了出血過多，生理期出現倦怠、水腫、氣色欠佳等症狀，不論有無貧血均建議服用補鐵保健食品（參見P96至97）。由於缺鐵也會出現這些不適，服用一陣子看看，改善的機率相當高。促進血液循環的漢方（參見P98至99）也是不錯的選項。

擺脫貧血女子宣言 請參閱第3章中有加註 \月經/ 圖示的各篇說明。

column

貧血女子心聲 01

健康檢查發現有貧血，
大受打擊！
幾乎沒有自覺症狀，
只是女性朋友常說我臉色蒼白！
（28歲．製造業）

低血壓與貧血不一樣嗎？
我以為都是
早上起床很痛苦的疾病。
我對貧血的認識只有這種程度！
（21歲．大學生）

我以前以為貧血不是病！
因為忙於考試與社團活動，
當然會常常感到疲倦，
習慣把「好累」掛在嘴上，朋友們也一樣。
直到累到不能動，去看醫生被怒斥
「怎麼能放任到這個地步呢？」才驚覺。
（22歲．大學生）

從高中開始，
每天都疲倦、嗜睡、情緒不穩定，
以為沒什麼。
剛好打工的地方有健康檢查，才查明是貧血，
開始補鐵後，
身體狀況竟大幅好轉，
焦躁感也減少了。
（26歲．任職咖啡店）

二十多歲的女性，
多數不知道貧血是一種病！
把每天的不舒服當成正常狀況，
就這樣一天過一天。

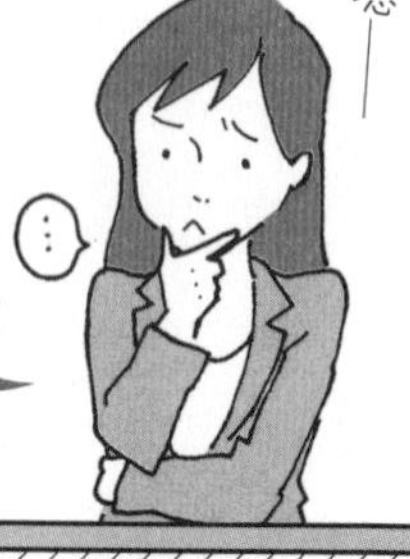

3章

擺脫
貧血的方法

已經知道自己有貧血狀況，
接下來該怎麼作呢？
本章要介紹可於日常生活中輕鬆實踐的方法與訣竅。
從能力可及的項目作起，
努力擺脫離貧血行列吧！

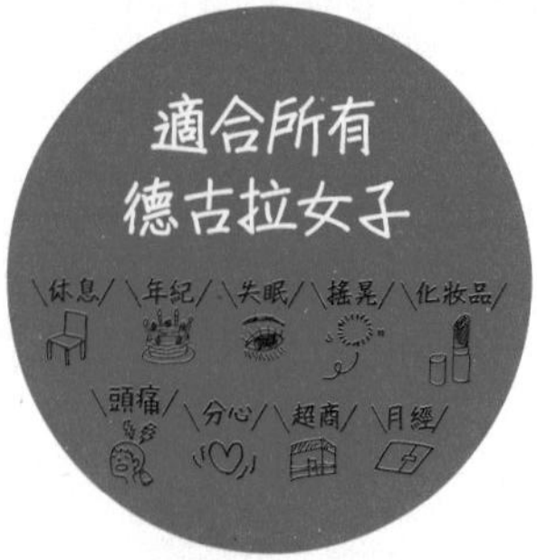
適合所有
德古拉女子
休息
年紀
失眠
搖晃
化妝品
頭痛
分心
超商
月經

成年女性要特別著重鐵質攝取！

重點摘要

- 成年女性建議一天攝取10．5mg的鐵。
- 血基質鐵的吸收率是15至20%。
- 非血基質鐵的吸收率很低，僅2至5%。

糖醋肉很適合貧血女子！

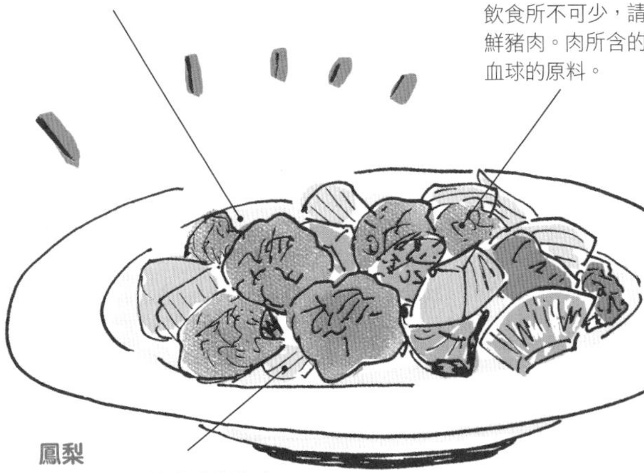
醋
醋所含的胺基酸與檸檬酸可增進血流暢通，更快將血液送達身體容易缺氧與營養不足的部位。
豬肉
含有吸收率高的血基質鐵，為每天飲食所不可少，請挑選淡紅色的新鮮豬肉。肉所含的蛋白質是製造紅血球的原料。
鳳梨
含有將非血基質鐵轉換成血基質鐵的維生素C，藉蛋白質分解酵素軟化肉質，幫助消化與吸收。

血基質鐵存在於動物性食品
非血基質鐵存在於植物性食品

日本厚生勞動省建議的成年女性每天鐵質攝取量為10．5mg，但實際攝取的平均值是7．5mg，透過流汗與小便，每天又有1mg的鐵排出體外，不論怎麼想都往鐵質不足靠近。加上每個月大量流失的經血（鐵），難怪貧血女子會增加。務必要留意從日常飲食中補充鐵質。

鐵可區分成存在於動物性食品中的血基質鐵，以及大豆、藻類、蔬菜與穀物等植物性食品內的非血基質鐵。血基質鐵進入體內會直接被小腸吸收，非血基質鐵則要借助酵素與維生素C等，轉換成血基質鐵後小腸才能吸收。

以吸收率來看，血基質鐵是15至20%，非血基質鐵則是相當低的2至5%。在攝取非血基質鐵時，可搭配維生素C豐富的歐芹或花椰菜等黃綠色蔬菜，以及鳳梨與葡萄柚等水果，還有醋與梅乾來提高吸收率。

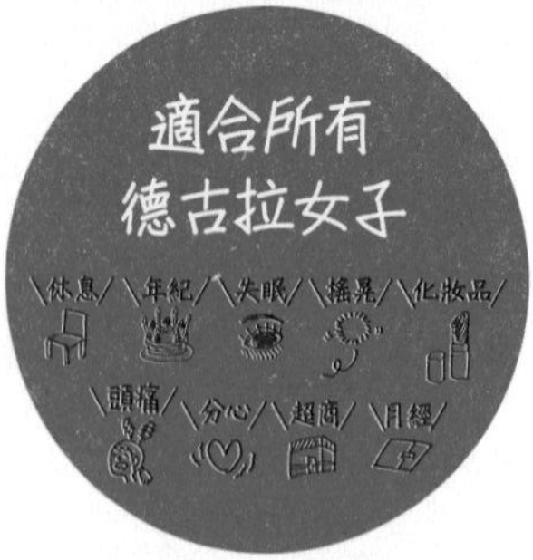
適合所有
德古拉女子
休息
年紀
失眠
搖晃
化妝品
頭痛
分心
超商
月經

富含血基質鐵的肉類&魚類排行榜

重點摘要

- 肝臟類的鐵含量由高而低依序是豬肝、雞肝與牛肝。
- 馬肉與牛里肌肉等紅肉的鐵質豐富。
- 也可從紅肉魚鮪魚與鰹魚，以及貝類補鐵。

吸收率高的血基質鐵食物有這些！

＼容易被人體吸收／

血基質鐵三神器

＼肉類代表／
烤雞肝

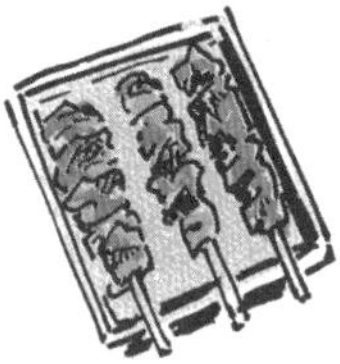

＼魚類代表／
鮪魚生魚片

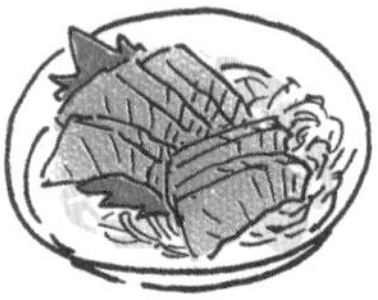

＼貝類代表／
蛤蜊味噌湯

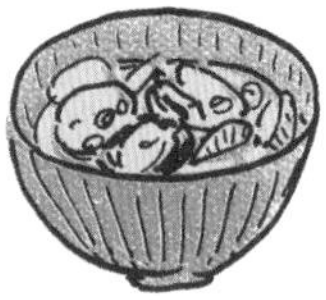

含血基質鐵食物表

（mg）

沙丁魚乾	18.0
豬肝	13.0
雞肝	9.0
蛋黃（生）	6.0
馬肉	4.3
烤目刺小魚乾	4.2
牛肝	4.0
蛤蜊	3.8
鰹魚	1.9
黑鮪魚（鮪魚肚）	1.6

（每100g）

資料來源：「日本食品成分表2015年版（七修）」

多吃肝、馬肉、牛里肌以及鮪魚與鰹魚等紅肉魚

既然要補鐵，當然力推血基質鐵，吸收率比非血基質鐵高上5至6倍。以肉類來說，血基質鐵含量最高的是肝臟，由高而低依序為豬肝、鷄肝與牛肝。100g豬肝的鐵含量是13mg，雞肝9mg，牛肝4mg。一串烤雞肝約40g，吃三串就達到一天所需的鐵質。豬肝則是兩串，牛肝六至七串。

除肝臟外，鐵質多的肉類還有鮮紅色的馬肉與軟嫩的牛里肌。一般來說肉類顏色越紅鐵含量越高。肝醬、牛肉乾與醃牛肉罐等加工品也含鐵。

海鮮中的紅肉魚鮪魚與鰹魚鐵質豐富，貝類則有蜆、蛤蜊、赤貝、北寄貝與象拔蚌等。加工品佃煮蛤蜊、小魚乾、蝦米、佃煮文蛤、柴魚片、沙丁魚乾，也是血基質鐵食物排行榜的常客。

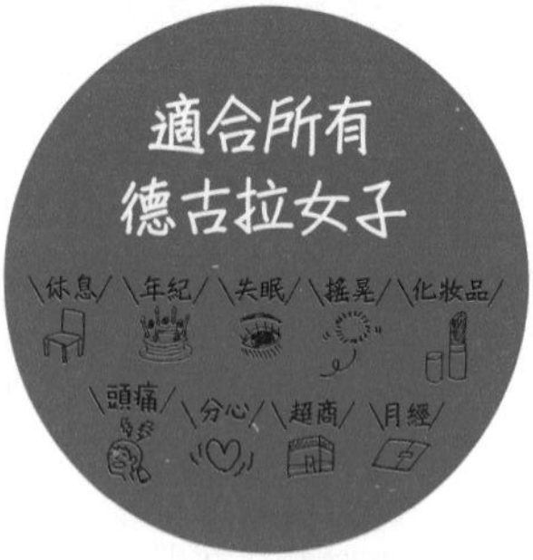

鐵質之王青海苔（別迷信羊栖菜神話）

重點摘要

- 不鏽鋼鍋具普及，使得羊栖菜的鐵含量銳減。
- 青海苔的鐵含量遙遙領先。
- 岩海苔與烤海苔等藻類也含鐵。

善用技巧有效吸收非血基質鐵

●貧血女子的最愛 我的青海苔

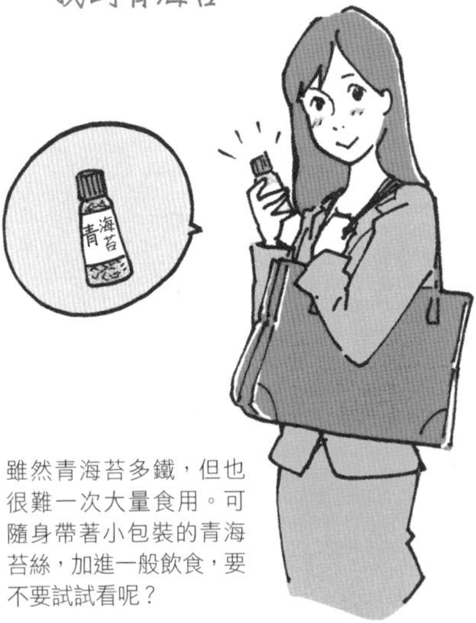

雖然青海苔多鐵，但也很難一次大量食用。可隨身帶著小包裝的青海苔絲，加進一般飲食，要不要試試看呢？

●含血基質鐵食物表

（mg）

青海苔（乾燥）	77.0
岩海苔（乾燥）	48.3
烤海苔	11.4
芝麻	9.9
黃豆粉	8.0
乾羊栖菜	6.2
牽絲納豆	3.3
小松菜	2.8
葡萄乾	2.3
波菜	2.0

（每100g）

資料來源：日本食品成分表2015年版（七修）

每100g含有77mg的鐵！青海苔是貧血女子的救星

日本曾有一段時期相信，只要確實食用羊栖菜就不會貧血。在用鐵鍋蒸煮的年代，羊栖菜是鐵質之王，但現在很多鐵製鍋具都被不鏽鋼取代，每100g的羊栖菜鐵含量由58.2mg銳減至6.2mg，僅剩⅑。

正如羊栖菜的鐵質來自鍋具，蘿蔔絲乾的鐵質也來自菜刀，而同樣的，當主流菜刀從鐵製轉向不鏽鋼製，鐵含量也從9.7mg降至3.1mg，鐵製調理用具的影響力不容小覷。

截至今日，青海苔已經取代羊栖菜，登上鐵質王的寶座。每100g青海苔的鐵含量高達77mg，但再高也不可能天天大量食用，其他如岩海苔與烤海苔等藻類也含豐富鐵質，還有製造紅血球所需的維生素B_{12}與葉酸，對貧血女性來說再完美不過了。所以要在烹調上想方設法，如果能與美味料理結合，就能愉快享用而不會覺得膩。

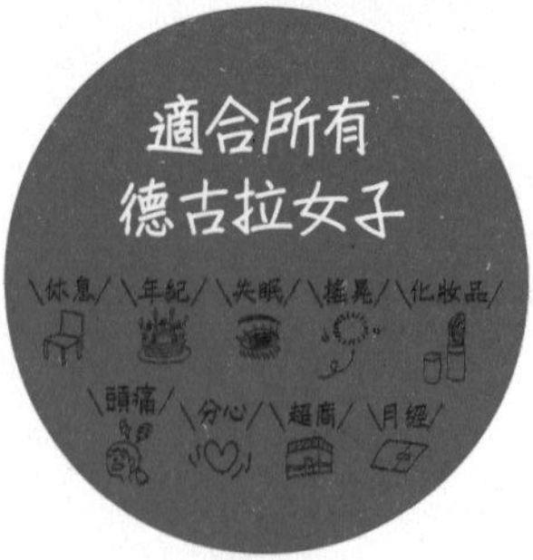

讓不喜歡的肝臟變得容易入口

重點摘要

- 肝臟不只含血基質鐵，也富含維生素B_{12}與葉酸。
- 嘗試烹煮可消除肝臟特有腥味的料理。
- 也含豐富的脂溶性維生素A，注意不宜過量食用。

烹調肝臟的前置作業

●去腥味

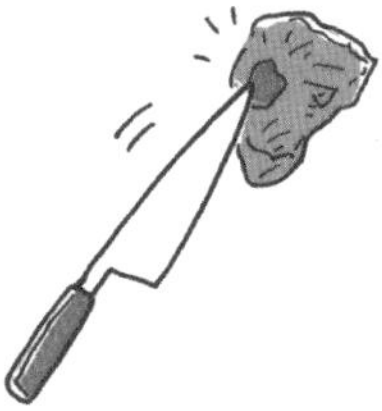

1

先以菜刀切除造成腥味的血塊。

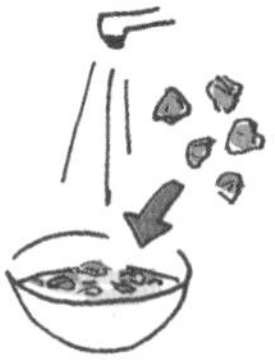

2

切成易入口的大小，再一邊以水沖洗，一邊剔去血筋。

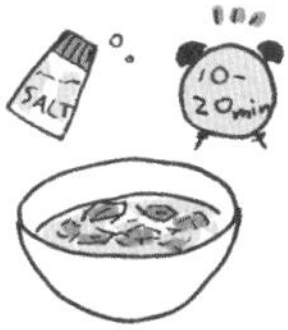

3

浸泡鹽水10至20分鐘。

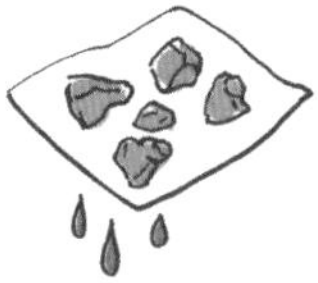

4

取出並拭乾水分。

●去血水

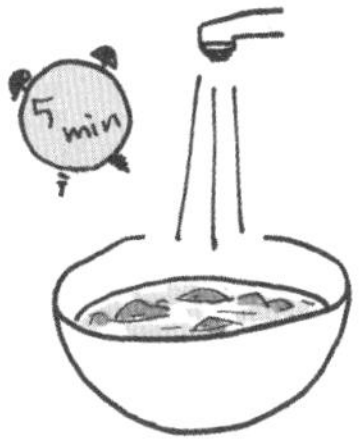

置於流水下5分鐘，沖淨血水。

不會感覺到腥味的吃法

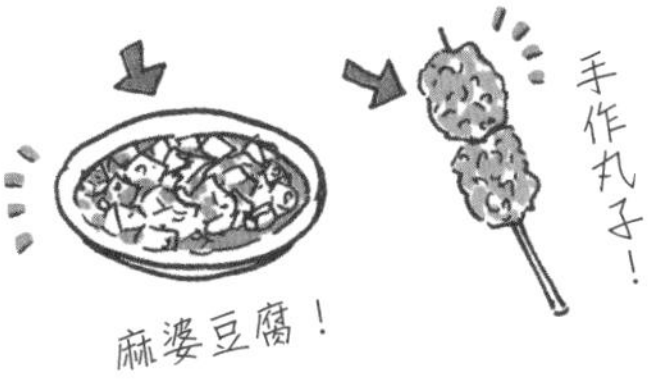

單吃肝臟會在意腥味的人，可以作成麻婆豆腐或丸子等料理，降低腥味，變得容易入口。

作成麻婆豆腐和肉丸子可降低特有腥味

肝臟之所以在補鐵排行榜上位居一二，理由在於不僅富含血基質鐵，還有豐富的維生素B_{12}與葉酸，稱得上是罕有的優質食物。

儘管如此，有的女性一聽到肝臟的反應是「哇，肝臟！我不行。」我因為不討厭肝臟特有的腥味（但也談不上喜歡），經常作簡單拌炒就可上桌的韭菜炒豬肝。吃膩炒的，就挑戰可去除腥味的創意菜色，例如和紅酒一起煮、肝切小塊拌入絞肉作成麻婆豆腐，或是揉成丸子等。少了獨有腥味，不喜歡吃肝臟的人接受度會比較高吧。

雖然鼓勵吃肝補鐵，但也不能過量。因為肝中所含的維生素A是脂溶性，一直吃會持續堆積在體內，尤其是孕婦，食用過量會對胎兒造成影響，請特別注意。

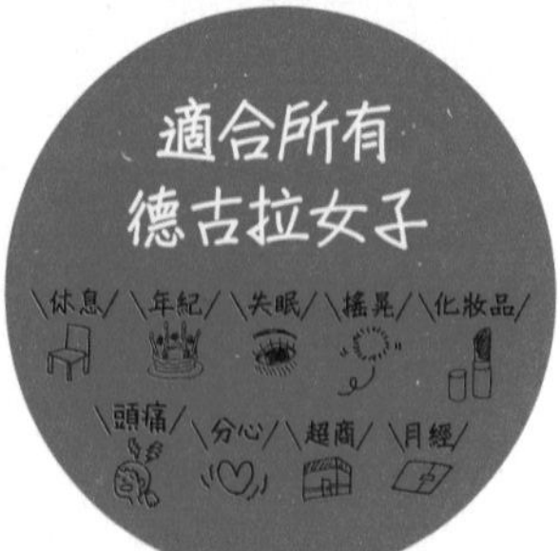

這些食物有礙鐵質吸收 攝取時要注意！

重點摘要

- 與以膳食纖維為主的餐點錯開食用時間。
- 勿大量食用磷酸鹽加工食品。
- 調整植酸的食用時機。

和鐵質一起攝取時要注意的食物

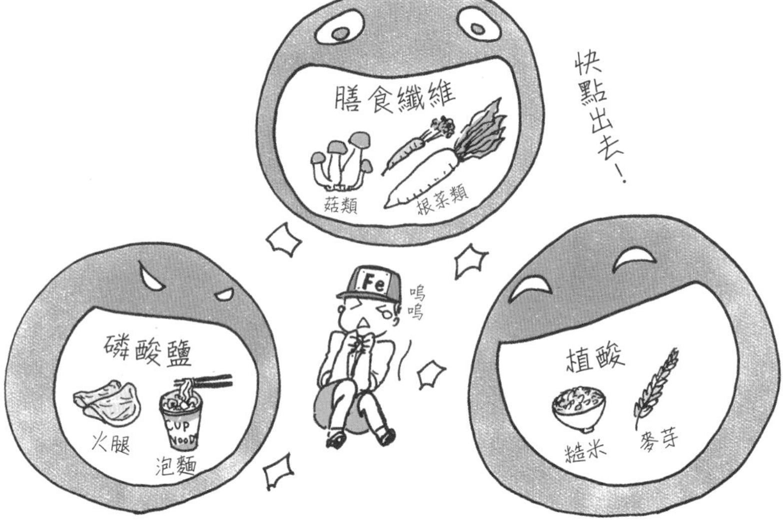
膳食纖維
菇類
根菜類
快點出去！
Fe
嗚嗚
磷酸鹽
火腿
泡麵
植酸
糙米
麥芽

三者中，食品添加物磷酸鹽沒有攝取的必要，而膳食纖維與植酸有益身體，只是和鐵不速配，設法錯開食用即可。

記住膳食纖維、磷酸鹽和植酸這三項

鐵質豐富的飲食對預防與改善貧血非常重要。不過，和有些食物一起吃，會讓努力補充的鐵質變得不好吸收。

首先是多膳食纖維的根菜類、菇類與海帶芽等。食用過量，可能會包裹留在腸道的鐵質排出體外。不過，大部分人應該不會淨挑膳食纖維豐富的食物猛吃，所以不必過度緊張，當成增加識就好。

另外，香腸、火腿、泡麵、布丁、鮮奶油和清涼飲料等加工食品中所使用的磷酸鹽，是使顏色鮮豔、製造Q彈或水潤口感的食品添加物，會阻礙鐵質吸收，注意盡可能不要大量食用。

最後一項是糙米與麥芽中的植酸。植酸有著會和鐵緊密結合，將鐵質排出體外的作用。請調整植酸跟高鐵食物的共食時間等，在可能的範圍內避免降低鐵的吸收。

適合這樣的德古拉女子

\分心/ \超商/ \月經/

貧血族的水果食用指南

重點摘要

✤ 鐵質含量高的水果有覆盆子、酪梨與西印度櫻桃。

✤ 鐵質含量高的果乾有葡萄與杏子乾。

✤ 葡萄醬與草莓醬為補鐵的果醬雙雄。

想吃點心就選果乾吧

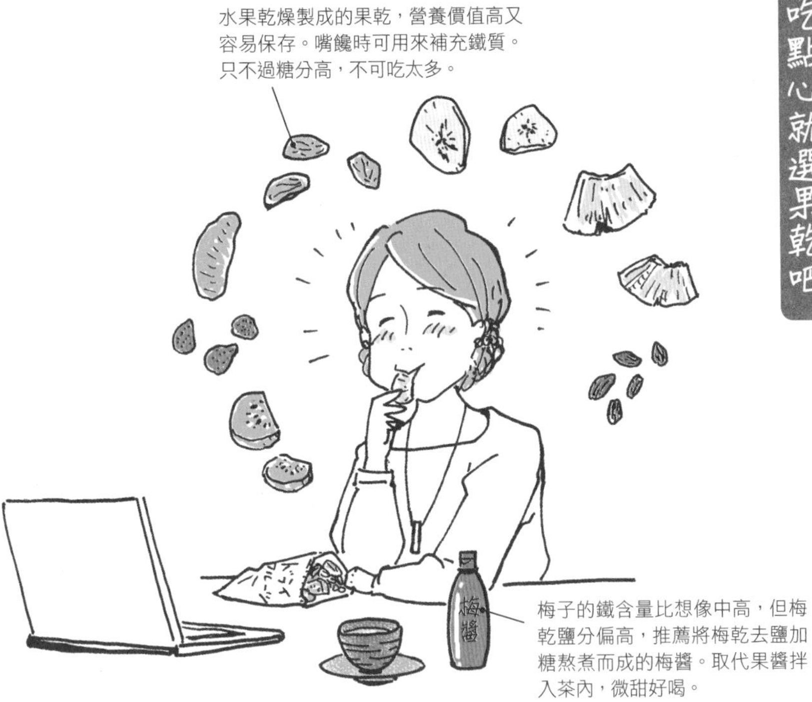
水果乾燥製成的果乾，營養價值高又容易保存。嘴饞時可用來補充鐵質。只不過糖分高，不可吃太多。
梅醬
梅子的鐵含量比想像中高，但梅乾鹽分偏高，推薦將梅乾去鹽加糖熬煮而成的梅醬。取代果醬拌入茶內，微甜好喝。

最愛的點心時間 就吃鐵質豐富的水果乾吧！

水果也含鐵。高鐵的新鮮水果有覆盆子、酪梨、西印度櫻桃，其次是草莓、香蕉與溫州蜜柑。近幾年人氣急升的巴西莓，也是鐵質豐富的超級水果。

水果加工品一樣含鐵。去水乾燥後的果乾營養濃縮，鐵質也多，像是葡萄乾、杏子乾、無花果乾、藍莓乾與李子乾，可當零嘴或點心，均衡攝取。此外，並列補鐵果醬寶座的是葡萄醬與草莓醬。不過，果醬和水果都很甜、糖分高，最好挑選低糖種類以控制熱量。

梅子也是鐵質豐富的水果，各位知道用於民間療法的梅醬嗎？將梅乾果肉搗碎加糖熬煮熟成的梅醬，每100g含有7.0mg的鐵。拌入番茶（以較硬、較大的茶葉所製作的茶）作成的梅醬番茶，無咖啡因，味道溫和容易入口。梅醬可在天然食品店或網路購得。

適合這樣的德古拉女子

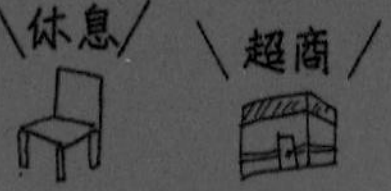

使用鐵鍋與鐵玉子天天補鐵

重點摘要

- 於日常生活使用鐵茶壺、鐵鍋與鐵平底鍋。
- 「鐵玉子」讓懶人也能輕鬆補鐵。

藉由鐵製調理用具補鐵

●鐵鍋保養方法

1. 清洗

以海綿清除髒污，再盡量以溫水沖洗。可配合髒污程度使用清潔劑。

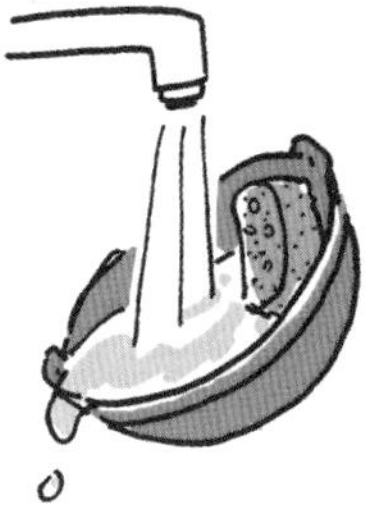

2. 烘乾

未擦乾會生鏽，可空燒一下去除水分。

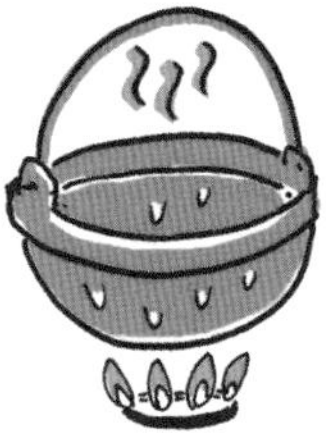

●各種造型的鐵玉子

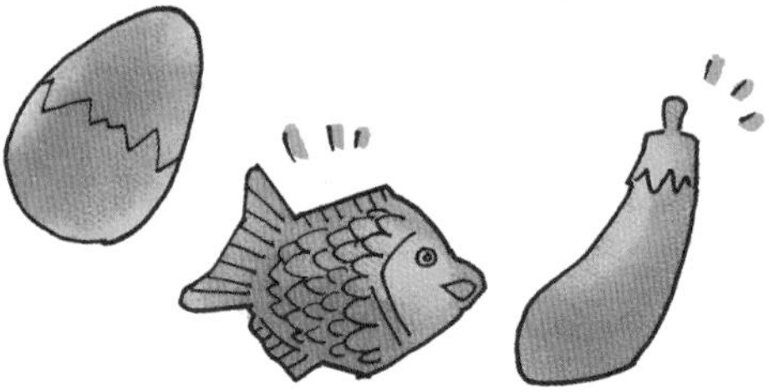

除蛋形外，還有蔬菜、魚，以及卡通人物的獨特造型。挑個喜歡的試用看看吧！

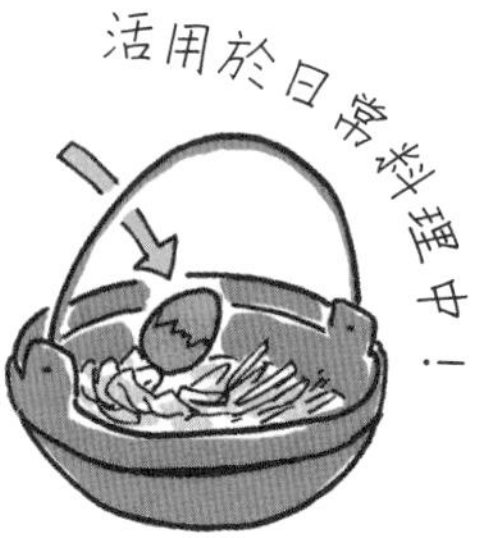

簡單的用法是放入鍋中燉煮料理，慢慢溶出鐵。

於日常活用鐵製品 輕鬆提高鐵質攝取量

生活雜貨店陳列著琳琅滿目的鐵製調理用具，從傳統的日本南部鐵壺，到設計時尚、不需烘乾與上油保養的平底鐵鍋等，最近還推出了適合懶人的產品，真令人開心。把這些鐵製品應用於生活中，煮開水或烹調料理時會溶出微量的鐵，每天都能補鐵。

如果覺得「太麻煩了，我作不到！」那就試試「鐵玉子」。以茶壺燒水、鍋子煮味噌湯或其他湯品時，只要放入蛋型、魚型或茄子造型的鐵塊，輕而易舉就能補鐵。在網路上約1000日圓就可以買到，很方便。

鐵製調理用具與鐵玉子的鐵含量，與補鐵保健食品或鐵劑相比微乎其微，但持之以恆，天天補充，可發揮積沙成塔的效果。事實上，柬埔寨為改善國民貧血大力推廣鐵玉子，已經有一定成果。

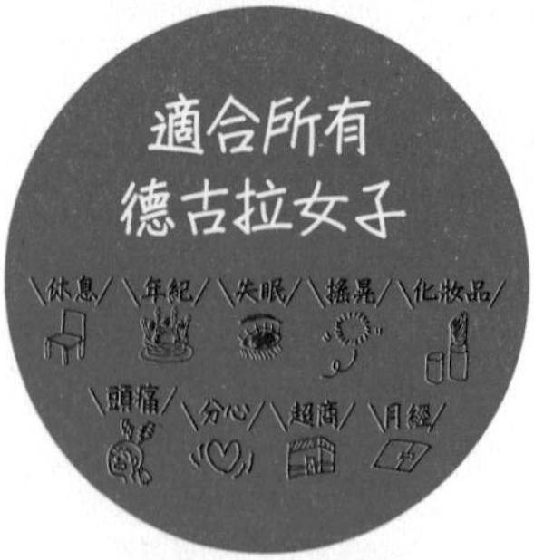

幫助胃腸吸收鐵質的訣竅

重點摘要

- 吃東西細咀慢嚥，不要囫圇吞棗或吃太急。
- 讓食物充分消化吸收，保持腸胃健康。

吃東西要細嚼慢嚥

●方便飲用的蔬果昔

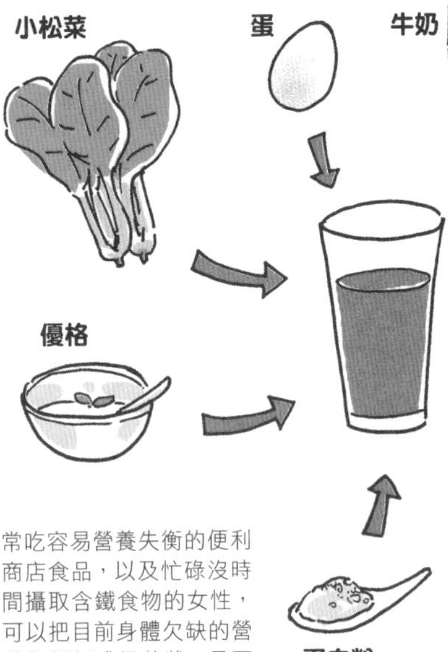
小松菜
蛋
牛奶
牛乳
優格
蛋白粉

常吃容易營養失衡的便利商店食品，以及忙碌沒時間攝取含鐵食物的女性，可以把目前身體欠缺的營養全部打成奶昔狀，且不論味道如何，一杯喝下真的好方便！

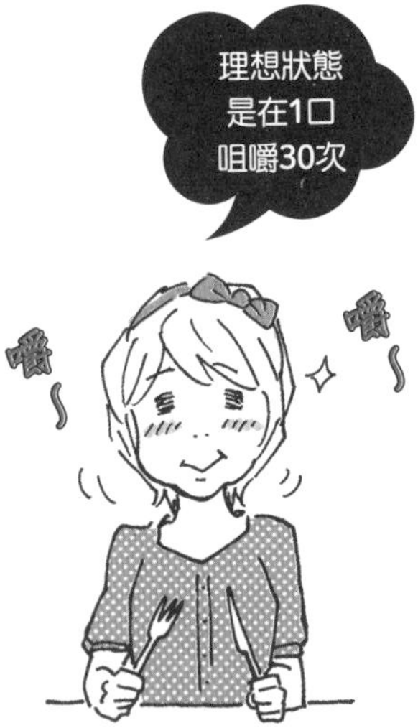
理想狀態
是在1口
咀嚼30次
嚼
嚼

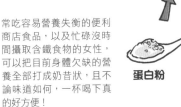

保持胃腸健康才能充分吸收體質

還是要不厭其煩強調，積極攝取富含血基質鐵食物、非血基質鐵食物搭配維生素C豐富食物一起吃，以及飲食營養均衡的重要性。只不過要落實一天三餐、餐餐營養均衡其實相當辛苦，可以變動成以三天為一個單位，如果三天間可以攝取鐵質豐富的魚、肉、蔬菜，以及高維生素C的水果，均衡的飲食應該就能夠延續。

為了讓胃腸確實吸收進入體內的鐵質與營養，記得要細嚼慢嚥。充分咀嚼會大量分泌唾液，唾液中含有促進消化的酵素，量越多越能夠提升胃腸的消化吸收力。將食物切小塊也可幫助消化吸收。

維持胃腸健康的重要性毋庸置疑。暴飲暴飲或吃飯慢吞拖拉，同樣會對胃腸造成負擔，不只是鐵，其他營養也難以消化吸收。

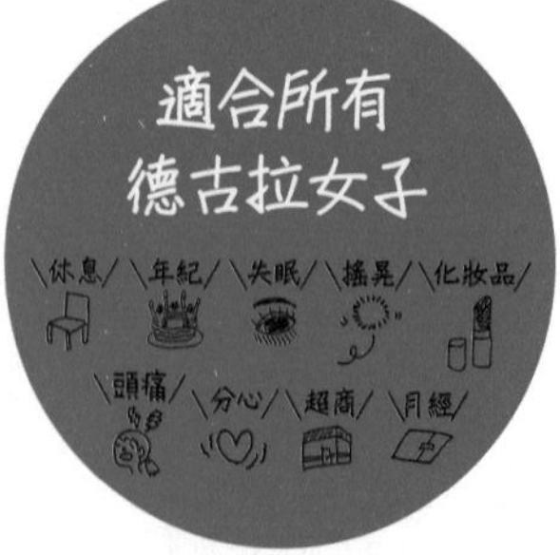
適合所有
德古拉女子
休息
年紀
失眠
搖晃
化妝品
頭痛
分心
超商
月經

服用鐵劑要配開水還是茶？

重點摘要

- 配開水或茶服用鐵劑都是OK的。
- 用餐時最好不要喝日本茶、紅茶或烏龍茶。
- 若要喝可選麥茶、烘焙茶或香草茶。

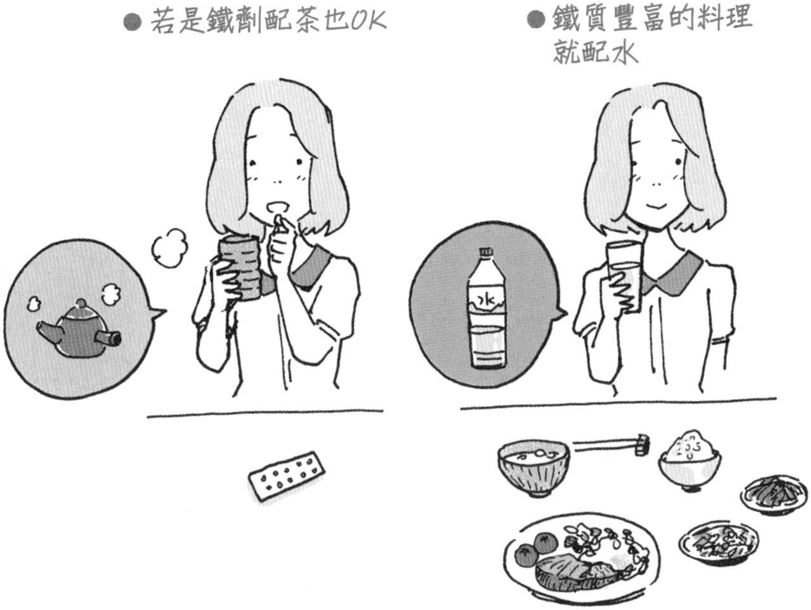
●若是鐵劑配茶也OK
●鐵質豐富的料理就配水

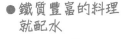

鐵含量高的鐵劑，一杯茶左右的單寧酸幾乎不會阻礙鐵的吸收。
但食材所含的鐵比鐵劑少許多，最好還是選擇水等不會有影響的飲料。

鐵劑可以配開水或茶服用 不必過度緊張

有一度盛傳醫院開立的鐵劑「若配茶服用會降低鐵的吸收率」，這個說法有其根據。茶的澀味來源是單寧酸，為多酚的一種，單寧酸會與鐵結合成不易溶於水的物質，變得難以吸收。

事實雖如此，不過鐵劑的鐵含量高，一杯茶的單寧酸不至於產生影響，所以配開水或茶服用鐵劑都是ＯＫ的，不必那麼緊張在意。

倒是在食用鐵質豐富的料理時，還是留意一下單寧酸會比較好，原因在於食材所能攝取的鐵質量比鐵劑少很多，所以用餐時盡量不要喝茶，改成飯後30分鐘再喝。含單寧酸的茶有日本茶、紅茶及烏龍茶，若很想喝茶，可選擇單寧酸含量低的麥茶、宇治茶或香草茶。

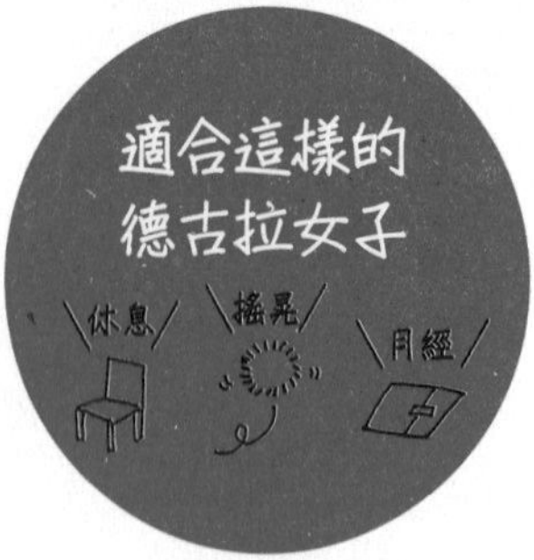

補鐵保健品的基本知識

重點摘要

✤ 用於補充飲食攝取不足的部分。

✤ 建議生理期不適的女性定期服用。

✤ 推薦血基質鐵＋維生素B_{12}、葉酸與亞鉛。

補鐵保健品七大服用準則

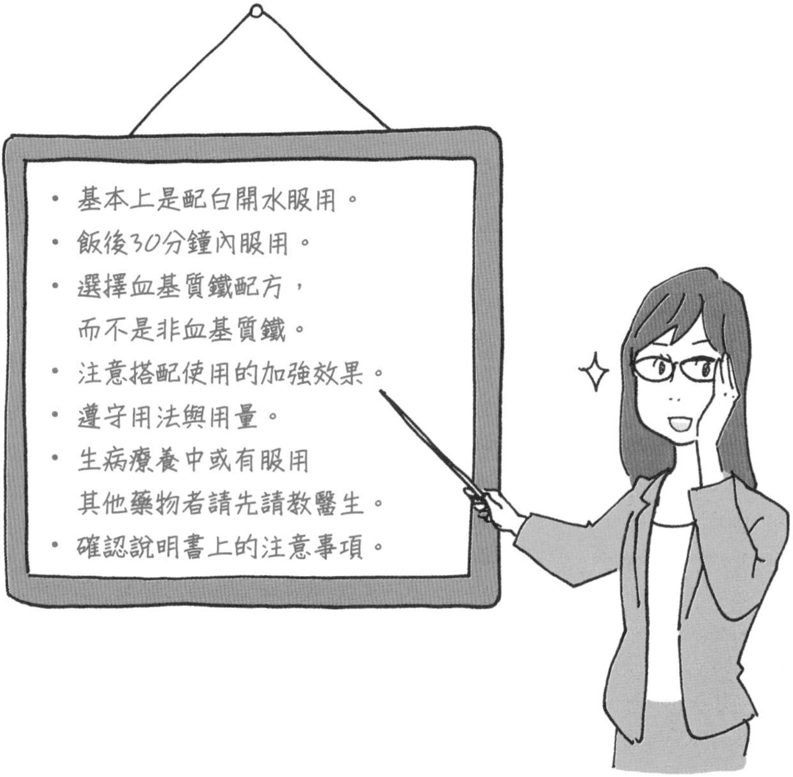
・基本上是配白開水服用。
・飯後30分鐘內服用。
・選擇血基質鐵配方，
而不是非血基質鐵。
・注意搭配使用的加強效果。
・遵守用法與用量。
・生病療養中或有服用
其他藥物者請先請教醫生。
・確認說明書上的注意事項。

生理期不適的女性可定期服用鐵劑

對抗貧血的大前提是從日常生活中攝取鐵質，不足部分以保健品補充也是一個方法，但並非由保健品完全取代飲食來補鐵，使用保健品時請建立這樣的心態。特別是月經過多的人可定期服用保健品，而且不限於生理期狀態很差的時期，平常狀況好的時候也確實服用才有效。

市面上補鐵保健品五花八門，鐵含量遠不及醫院開立的鐵劑。順道一提，口服鐵劑通常一天的用量是100至200mg，保健品一天的攝取量約為5至10mg，大概是鐵劑的1/20。

選擇補鐵保健品時，要確認是吸收率高的血基質鐵配方，而不是非血基質鐵，同時不只血基質鐵，還要包含維生素B_{12}、葉酸與亞鉛等，可提高鐵質吸收率與促進造血的營養素產品。

適合這樣的德古拉女子

搖晃　分心　月經

漢方對貧血有效嗎？

重點摘要

- 因生理期狀態不佳時，適用當歸芍藥散。
- 情緒焦躁不安，適用加味逍遙散。
- 飄浮感眩暈，適用真武湯。
- 突然站起來會頭暈或步伐蹣跚，適用苓桂朮甘湯。

適合貧血女子的四種漢方

當歸芍藥散
體虛、水腫、腰痛、肩膀僵硬、荷爾蒙失調。

加味逍遙散
體虛、容易疲倦、失眠、不安等，心神不穩定。

真武湯
體虛畏寒、眩暈、倦感感、腹痛與腹瀉等腸胃狀態不佳。

苓桂朮甘湯
體虛且血壓低、畏寒、眩暈或步伐蹣跚，有時會潮紅與心悸。

如何善用漢方

- 漢方可調理維持生命能量的「氣」、血液的「血」，以及血液之外的體液與淋巴液的「水」，使三者維持平衡。
- 針對自身症狀作選擇，感到困惑時可請教有漢方藥劑師的藥局。
- 漢方是整合氣血水的平衡，改善體質去除引發疾病的根本原因，約服用2至3個月再作觀察。
- 基本上是飯前或兩餐之間服用。但含有當歸與川芎的漢方會影響腸胃，腸胃差的人要注意。

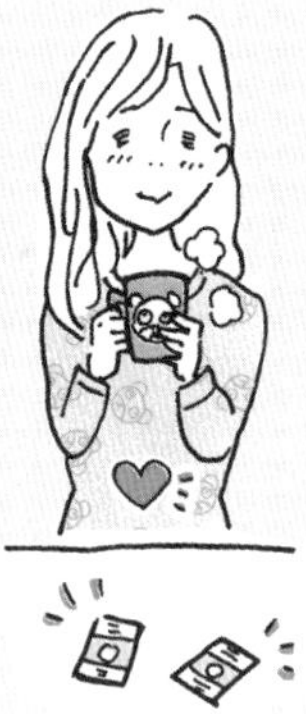

改善貧血族或貧血預備軍的不適症狀

尚未被診斷是貧血，但屬於「貧血預備軍」的女性人數應該不少。血紅素濃度正常，但是如果有生理期沉重不適、眩暈等自覺症狀，每天都覺得不舒服，可嘗試尋求漢方來改善。漢方是由具藥效的植物、動物與礦物等天然素材調配而成的處方。

生理期出血量大，狀態很差時，可服用當歸芍藥散。這是一帖對於困擾女性的生理痛、生理不順、不孕、更年期障礙、肩膀僵硬及頭痛等十分有效的代表性漢方。若是情緒焦躁不安、煩悶不快，適用加味逍遙散，可以改善焦慮與失眠症狀。另外，廣泛使用於腸胃不適的真武湯，對於有飄浮感的眩暈也十分有效。至於突然站起來會頭暈，可使用苓桂朮甘湯來調理。

由於每種漢方不只針對症狀，還要配合身體的整體狀態，使用前宜請教醫師詳加了解。

適合這樣的德古拉女子

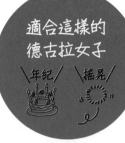

\年紀/ \搖晃/

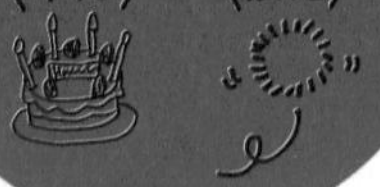

刺激對改善貧血有效的穴位

重點摘要

- 穴位是位於作為生命能量的氣與血循環通道上。
- 藉由刺激穴位來改善身體的各種不適症狀。
- 刺激對貧血有效的穴位可以促進血液循環。

推薦給貧血女子的3個穴位

手心

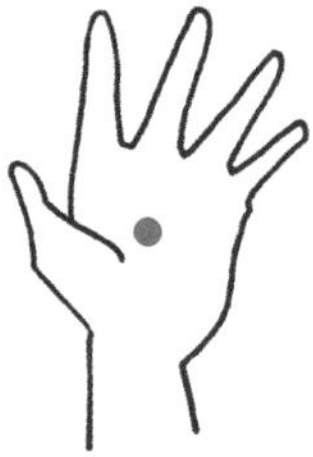

位於手掌正中央，可促進消化吸收。

血海

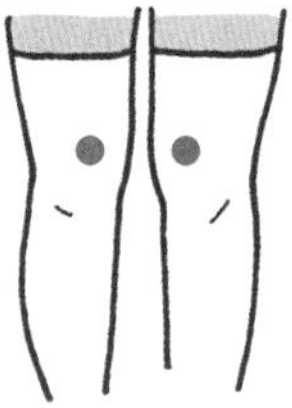

膝蓋骨的內側端向上3指處，能緩解生理痛。

貧血靈

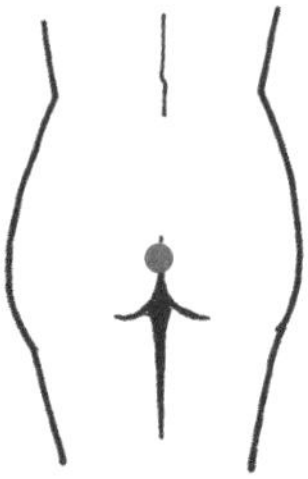

位於股溝的前端，可在沐浴時按壓。

刺激穴位的方法

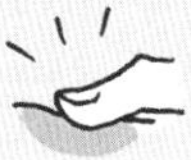

以手指按壓
不要使用指甲，以指腹溫柔按壓。

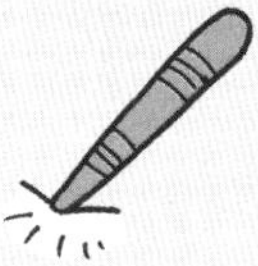

使用穴位按壓棒
注意不要太用力，約為舒服痛的程度。

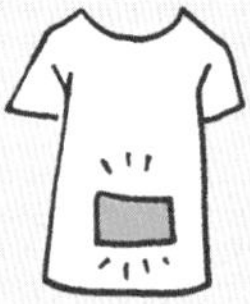

貼上暖暖包
貼在衣服上，小心不要燙傷。

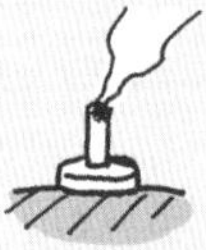

艾炙
詳讀說明書了解用法。

⚠ 暖暖包與艾炙應遵守用法，注意不要燙傷。

穴位就在手掌正中央
隨時隨地都能自我保健

貧血女子一定要記住的穴位「手心」，能改善貧血，對提升消化器官功能也有效。手心穴有助於提升鐵分吸收率與支援造血，效果十分值得期待，最棒的是就位於左右手掌的正中央，可以隨時隨地輕鬆按壓，進行保健。

「血海」也是對貧血有效的穴位，自膝蓋骨內側端向上食指至無名指約3指寬的位置，能有效促進血液循環。另外，位於股溝前端的「貧血靈」穴，具有相同效果。

穴位一般是以指尖按壓，也可活用穴位按壓棒等道具。不易按到的穴位，貼上暖暖包也能達到刺激作用。此外也可試試市售的艾灸產品，溫熱刺激的艾灸，對穴位的刺激大於指壓，效果更好。近來出現不用火、無煙、有芳香味等各種艾灸產品，可在藥局買到，放鬆心情試用看看吧。

適合這樣的
德古拉女子
\搖晃/

提升肌力的簡易運動

重點摘要

- 大塊肌肉集中的大腿，是提升血流的關鍵。
- 大腿夾保特瓶可鍛鍊內轉肌。
- 小腿肚是人體第二心臟，促進血液循環不可或缺。
- 重複腳跟抬起放下的動作，鍛鍊小腿肚的肌肉。

鍛鍊肌肉量多的下半身

● 大腿夾保特瓶

坐在椅子上，在兩個膝蓋間夾入500mℓ保特瓶，雙腳大腿靠攏夾緊。

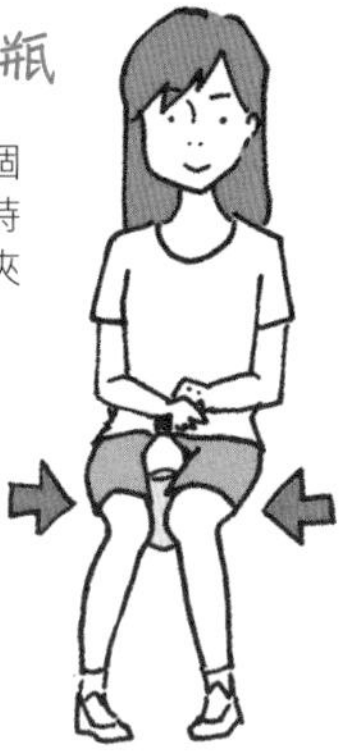

內轉肌在這裡

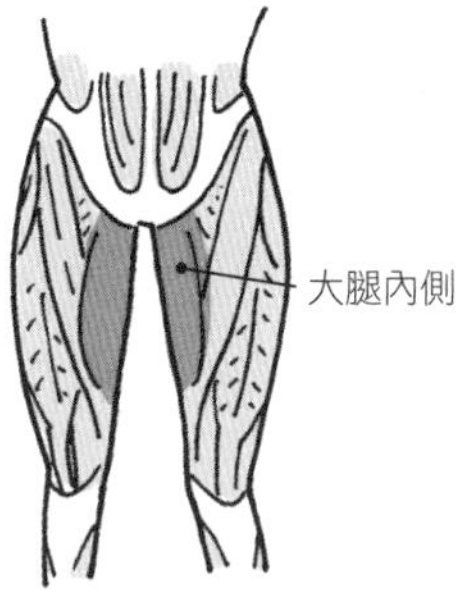

● 腳跟抬起放下

扶著周遭的牆或家具以免跌倒，反覆將腳跟抬起放下。

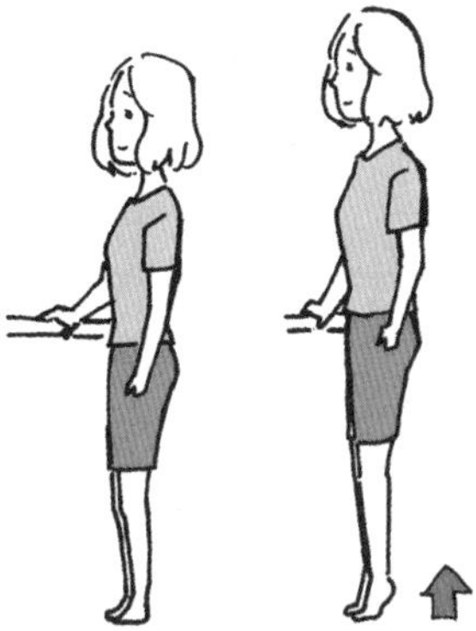

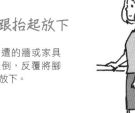

鍛鍊下半身肌力 使血液暢流全身

為了順利將氧氣送達身體每個角落，鍛鍊肌肉是很重要的。肌力可以增強血液輸送循環能力。在重力作用下，作為體液之一的血液容易向下堆積，造成下半身血液循環不良，若是貧血女子，狀況會更加嚴重。一起來作作簡單的運動，鍛鍊下半身肌力吧！

首先簡單以大腿夾住保特瓶，鍛鍊內轉肌。一邊縮肛，並以兩個膝蓋夾緊，簡單到有點無聊，卻十分有效。內轉肌是位於大腿內側的大塊肌肉，只要作這個運動就能大幅提升肌力。

另一個運動是踮腳。重複將腳跟抬起放下，可以鍛鍊到小腿肚的肌肉，促進囤積於下半身的血液回流。踮起腳尖，背脊打直，慢慢將腳跟上上下下約5秒鐘。可扶著牆壁或椅背進行，避免踮腳時身體搖晃不穩。請每天早晚各作30次，持之以恆。

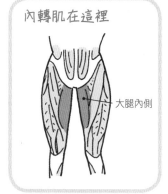

適合這樣的德古拉女子

\失眠/ \化妝品/

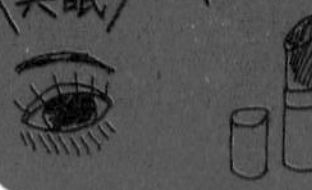

放鬆手腳末端 增進血液循環

重點摘要

- 放鬆分布於手腳末端緊繃的末梢神經，促進血流暢通。
- 來回轉動手腳末端加以放鬆。
- 輕握手指與腳趾往後扳。

活動冰冷的手腳，提升血液循環

●手指往後扳

以一隻手握住另一隻手的指頭，分別朝上與下將手指往後扳。

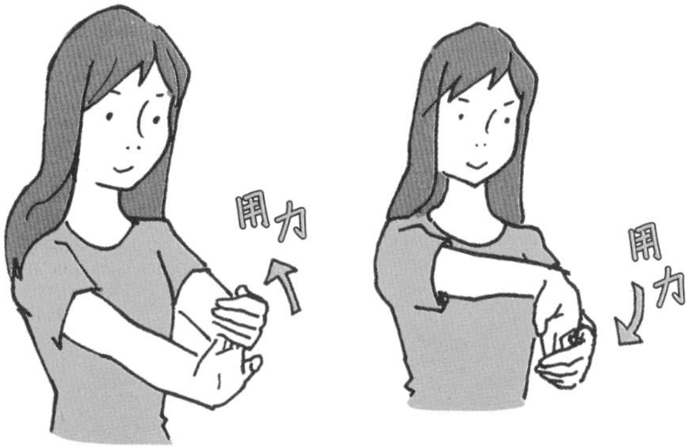

●旋轉腳踝

坐在椅子上，手指插入腳趾縫，轉動腳前端。

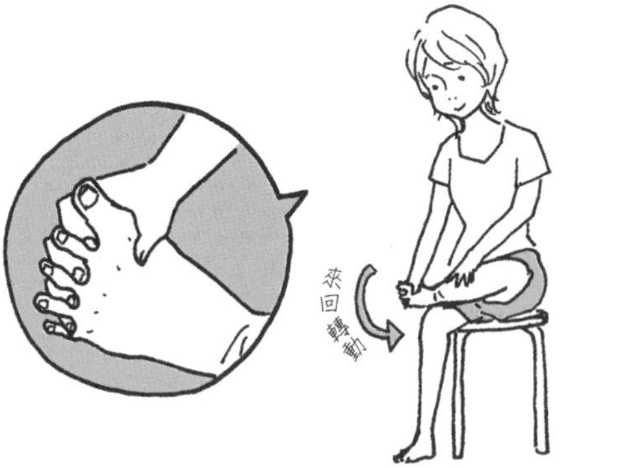

POINT

建議在身體放鬆的沐浴時間進行

肌肉緊繃會壓迫末梢神經導致血流不佳手腳冰冷

末梢神經是中樞神經腦與脊髓的分枝，分布於身體各角落。坐辦公室等長時間維持同一姿勢，或是側躺看書的不良姿勢，都會造成肌肉緊蹦，壓迫末稍神經，出現麻痺或疼痛感。跪坐後腳麻也是相同的狀況。

不僅如此，末梢神經受壓迫還會導致血流變差，體熱無法傳至身體末端的手和腳，使得手腳冰冷。若置之不理，尤其是貧血女子，疲倦、失眠等不適會拖得更久，影響日常表現，形成惡性循環。

轉動手腳前端，慢慢加以放鬆，能夠促進末稍血液循環。放鬆手指與腳趾也有相同效果。輕握手指背面再往後扳，給予舒適的刺激。使用指腹，避免指甲刮傷。利用日常作息的空檔，每天持續進行，效果將超乎預期。

適合這樣的德古拉女子

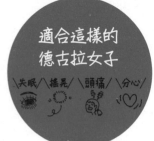

\失眠/ \搖晃/ \頭痛/ \分心/

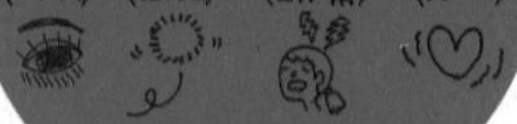

調節自律神經的頸部運動

重點摘要

- 自律神經主司身體的活動平衡。
- 慢慢呼吸轉動頭部。
- 邊吐氣邊將頭朝下，再吸氣回到原位。

自律神經彷彿天秤般保持平衡

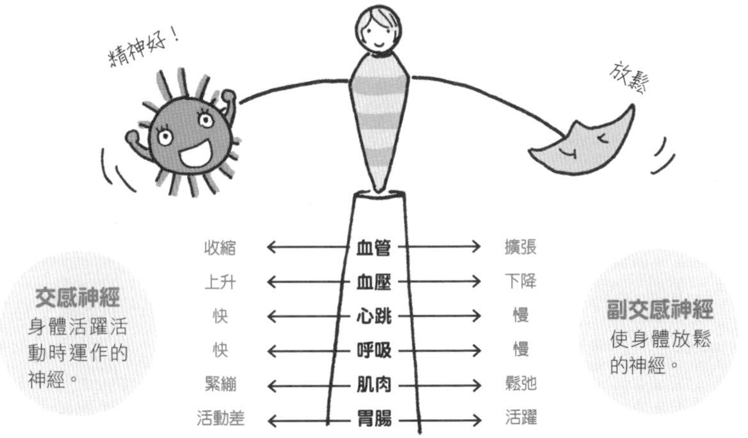
精神好！
放鬆
交感神經
身體活躍活動時運作的神經。
副交感神經
使身體放鬆的神經。
收縮 ← 血管 → 擴張
上升 ← 血壓 → 下降
快 ← 心跳 → 慢
快 ← 呼吸 → 慢
緊繃 ← 肌肉 → 鬆弛
活動差 ← 胃腸 → 活躍

●頸部運動

以手扶住頭，在可伸展的範圍內，一邊慢慢以口吐氣，一邊將頭往前後左右倒，再一邊以鼻子吸氣回到原位。

⚠頸部若會疼痛，勿勉強進行。

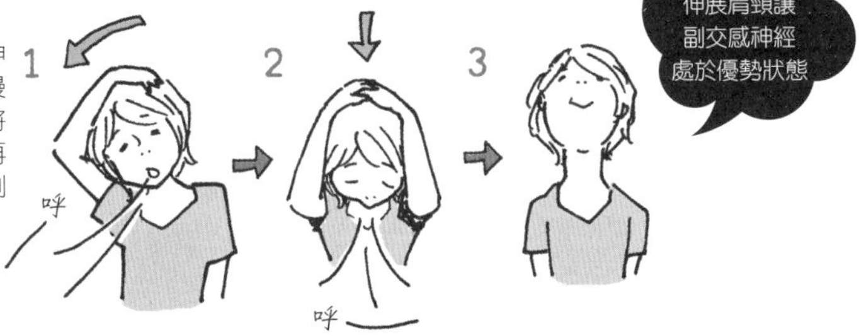
1
呼
2
呼
3
伸展肩頸讓
副交感神經
處於優勢狀態

舒解肩頸部僵硬痠痛 使副交感神經居優勢

無法以意志控制，身體會自動作出反應的神經稱為自律神經，由活動模式的交感神經與休息模式的副交感神經組合而成。當這兩種作用相反的神經處於平衡狀態就不會有問題，生活忙碌則往往會使交感神經居優勢。如果要讓副交感神取得優勢，該怎麼作呢？

推薦進行頸部運動。身體擺正，肩膀放鬆，一邊慢慢呼吸一邊旋轉頭部。先緩緩以嘴巴吐氣，頭部倒向左右前後，再以鼻子吸氣回到原位。深呼吸之外還能讓身體放鬆，可謂一石二鳥。請每天反覆作5至10次。

舒緩頸部的運動，能鬆開肩頸的僵硬感，當肌肉不會過度緊繃，副交感神經就容易產生作用。因為血管變寬、血流順暢，體內的氧氣、營養與熱能都可以正常輸送，以此逐漸解除困擾貧血女子的不適症狀。

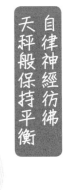

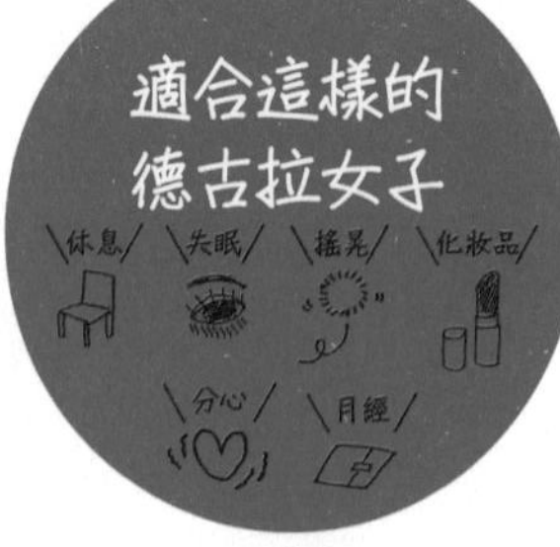

在晚上11點前就寢！

重點摘要

✤ 在晚上11到凌晨1點這兩個小時，從ON切換到OFF模式。

✤ 找出符合自己身體的睡眠時間。

✤ 即使睡懶覺，最多也只比平常多睡兩小時。

思考一下自己的理想睡眠週期

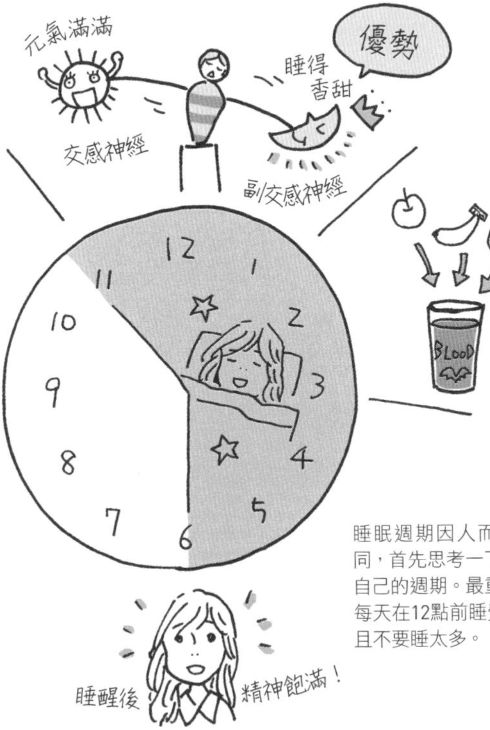

睡眠週期因人而異，各有不同，首先思考一下什麼是適合自己的週期。最重要的是建立每天在12點前睡覺的習慣，並且不要睡太多。

至少一周有2至3天以在晚上11點就寢為目標

熟睡中時是副交感神經居優勢的放鬆狀態，身體與腦部進入修復的休息模式。東方醫學認為晚上11點到凌晨1點之間，交感神經占優勢的ON狀態，會切換成副交感神經占優勢的OFF狀態，其後的1點到3點是造血時間。因此，貧血女子最好能在晚上11前就寢。若無法天天作到，至少試著一周落實2至3天。

一般認為理想的睡眠時間是一天6到10小時，不過因人而異。如果一天只睡5小時，醒來時覺得神清氣爽，便是最適合妳的睡眠時間。

假日很容易想要「隨心所欲睡到自然醒」，但切忌睡得太久。大約比平常多睡兩小時就好。白天在下午3點以前小憩15至30分鐘，睡太久會打亂生理時鐘，自律神經容易受影響而失衡，請多注意。

適合這樣的德古拉女子

年紀　失眠

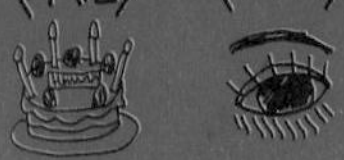

半身浴與小腿肚按摩讓身心暖呼呼

重點摘要

- 以38至40℃的溫水，輕鬆進行半身浴。
- 下半身浸泡於浴缸內，按摩放鬆小腿肚。

利用沐浴時間促進血液循環

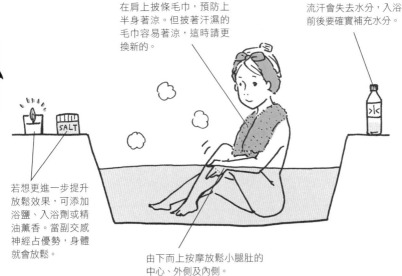

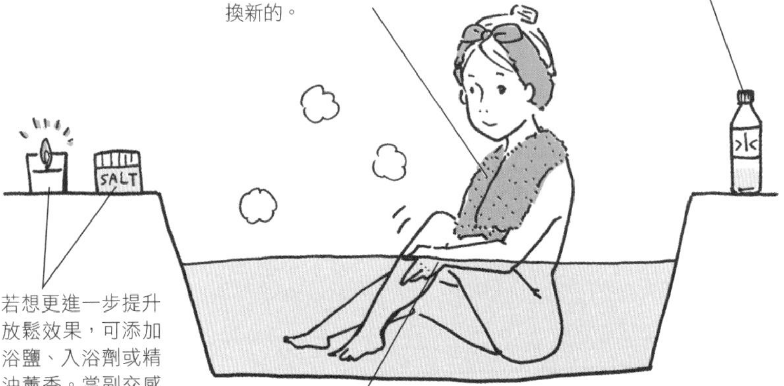
在肩上披條毛巾，預防上半身著涼。但披著汗濕的毛巾容易著涼，這時請更換新的。
流汗會失去水分，入浴前後要確實補充水分。
水
SALT
若想更進一步提升放鬆效果，可添加浴鹽、入浴劑或精油薰香。當副交感神經占優勢，身體就會放鬆。
由下而上按摩放鬆小腿肚的中心、外側及內側。

一邊溫熱全身 一邊按揉小腿肚

沐浴時會由副交感神經占優勢，是療癒的時刻。不是簡單的沖洗而已，建議養成輕鬆泡澡的習慣。如果要泡久一點，但不想造成心臟負擔，就採用半身浴吧。以38至40℃的溫水浸泡下半身，血液溫熱後從身體的中心循環至末稍，全身變得暖呼呼。身心舒暢，保證一夜好眠。

泡澡時我還會一邊按摩有第二心臟之稱的小腿肚。人體約70％的血液集中在下半身，務必要保持下半身血流通暢才能避免堆積、形成循環不良，而按摩小腿肚正是最佳方法。

進行半身浴時，一開始先以指尖按壓腳底，接著放鬆阿基里斯腱，並旋轉腳趾與腳踝。再來是以單手握住小腿肚，由下往上按揉，並不時輕敲刺激。若浴缸太小不好操作，也可泡完澡再進行。

適合這樣的德古拉女子

\化妝品/

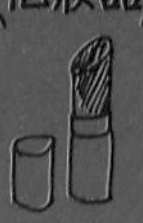

滋潤保濕不可少

重點摘要

- 洗臉時不要過度清潔。
- 以化妝水保濕，再擦上乳霜或保養油等形成保護膜。
- 若使用乳液，請在化妝水後塗抹。

溫柔保養臉部，保持肌膚水潤

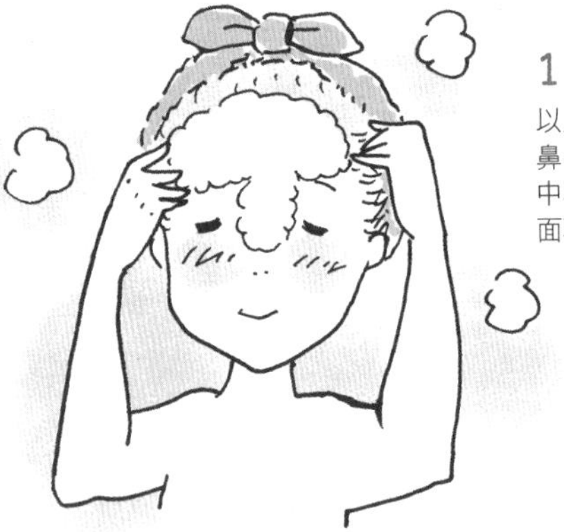

1. 清洗

以皮脂分泌旺盛的額頭、鼻子到下巴的T字部位為中心，覆蓋充分起泡的洗面乳，溫柔清洗。

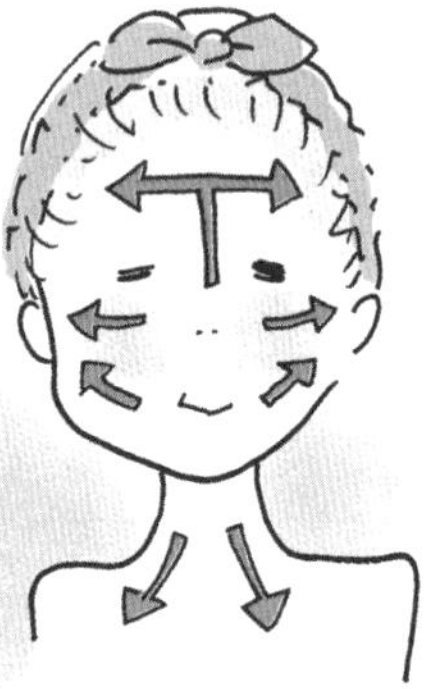

2. 按摩

塗抹容易推開的乳霜或保養油，沿著淋巴走向輕柔按摩。注意，不要以指甲刮並過度摩擦。

飽含氧氣的血液就是最棒的保養品

不只是臉色蒼白的貧血女子，成年女性都應該確實進行肌膚保濕，乾燥是肌膚最大的敵人。

首先，不可以用洗面乳過度清潔。沒上妝時，溫水就足以洗淨污垢，較油的T字部位及有化妝的日子，將洗面乳充分起泡，再以泡泡包覆，溫柔洗臉，切勿用力來回摩擦。

使用化妝水調理肌膚時，先全臉拍拭，再針對眼睛下方與嘴巴四周等容易乾燥的部位拍拭一遍。保水後以含油分的乳霜或保養油全臉擦拭，防止水分蒸發，作好雙重保護。乳液是在化妝水後使用，然後再擦乳霜或保養油。

以上是必要的基礎保養。打造美麗肌膚的乳液如同飽含氧氣的血液，抵達身體各處，肌膚就能一下子變亮麗。追求美麗，先以擺脫貧血為目標。

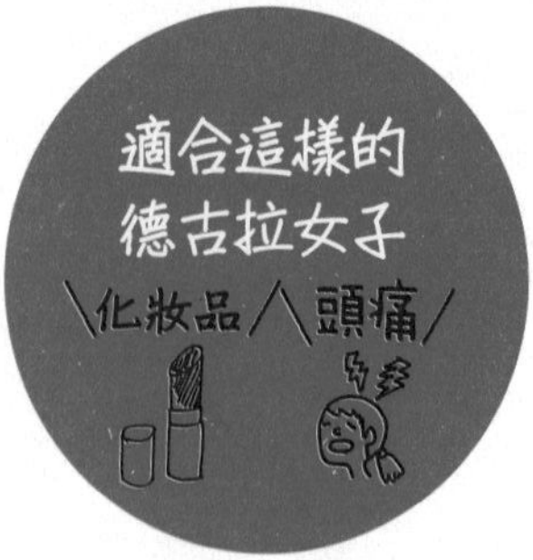

打造健康頭皮與亮澤秀髮！

重點摘要

- 頭皮血液循環不良，容易引起掉髮。
- 梳頭可以適度刺激頭皮。
- 洗頭不是洗頭髮，而是按摩清潔頭皮。

梳頭與按摩頭皮也可改善痠痛

●按摩頭皮

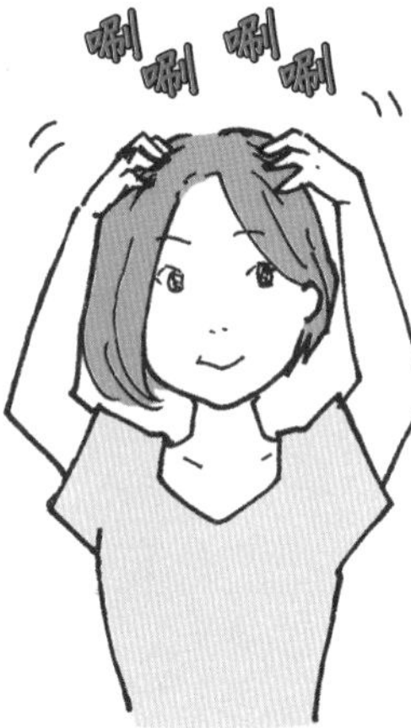

假設頭皮是土壤，頭髮就如同生長的樹木，當土壤營養不良，長出的頭髮就會又細又不健康。將雙手的指腹置於頭皮上，緩緩移動按摩，作好頭皮保養。

肩頸與頭皮是相連的

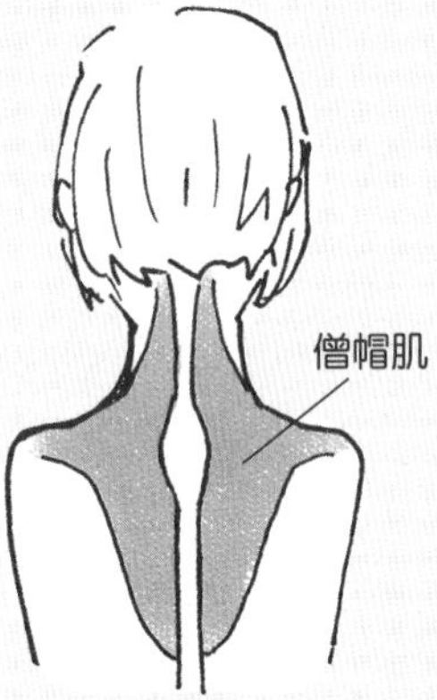

僧帽肌是從頸後延伸到肩甲骨、朝背部展開的大塊肌肉。一旦頭部血流不佳，頭皮就會變硬，僧帽肌被往上拉提，導致肩頸僵硬痠痛。

梳理頭皮可以改善頭痛與肩頸痠痛

頭皮與秀髮的保養從梳頭開始。除了梳開纏繞的髮絲及去除污垢，還能適度刺激頭皮，促進血液循環。血流暢通了，從頭後延伸到肩甲骨與背部的僧帽肌不再緊繃，不只頭痛，肩頸痠痛也可以獲得舒解。

洗頭的重點是清潔頭皮而不是頭髮。將指腹置於頭皮上不要離開，像是移動頭皮般來回按摩。從頭皮流下的洗髮精泡泡即足以洗去頭髮上的污垢，不需要再用力搓洗，護髮用品則是塗抹於髮絲而非頭皮上。將頭髮擦乾後抹上比較容易滲入，接著以細齒梳子梳理，達到根根吸收的效果。

在晚上就寢前洗髮及護髮，比早上出門前更適合。理由是頭髮與血液都是在睡覺間製造，最好就寢時保持頭皮是乾淨清爽的狀態。

適合這樣的德古拉女子

\頭痛/

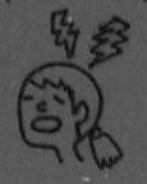

眼睛的自我保健

重點摘要

- 眼睛四周肌肉僵硬引起的血流不順，會造成眼睛疲勞。
- 進行眼球運動，放鬆眼睛四周肌肉。
- 放空凝望遠方景致。

簡單放鬆雙眼的眼球運動

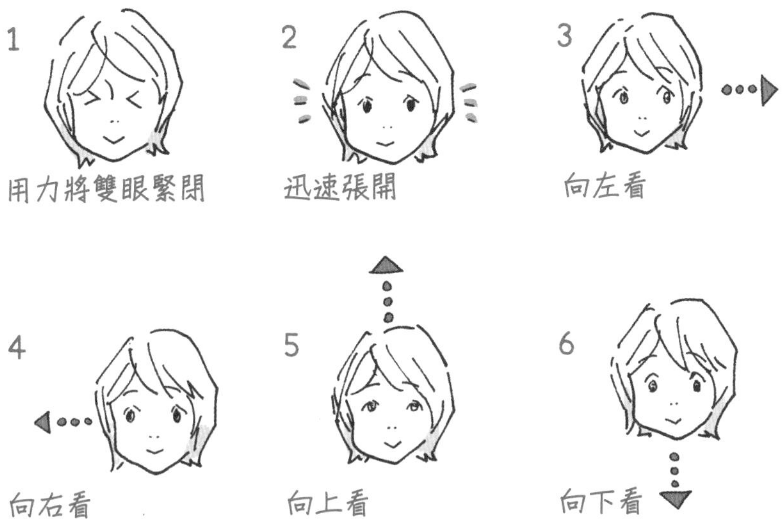
1
用力將雙眼緊閉
2
迅速張開
3
向左看
4
向右看
5
向上看
6
向下看

POINT

- 覺得眼睛開始疲勞時就可以進行。
- 重點在臉不動，只轉動眼睛。
- 眼睛骨碌碌地轉動，不要定在一個點。
- 只是閉上眼睛休息一下也有效。

覺得疲勞時可閉眼、溫熱眼睛、轉動眼球

有的人貧血，眼白會變得蒼白，且眼睛下方容易出現黑眼圈。在電腦與手機不可少的時代，藍光成為眼睛疲勞的導因之一。不只眼睛直接出現問題，還會引發頭痛、肩頸僵硬痠痛與眩暈等合併症狀。

眼睛感到疲勞時，請先閉上好好休息。這個簡單的方法，可以讓眼睛四周緊繃的肌肉逐漸放鬆。也可用熱毛巾覆蓋眼睛，溫溫熱熱覺得舒服放鬆，又促進血液循環。另外也推薦眼球運動，左右上下轉動眼球。

有時不妨放空眺望遠方景色。平常大多是近看手邊的細小文字，少有機會將焦距瞄準遠方。光是凝望雲彩、樹木與飄動的葉子就是一種眼部訓練，也讓副交感神經居優勢，血液循環力提升。對眼睛問題的照護也有幫助。

適合這樣的德古拉女子

失眠

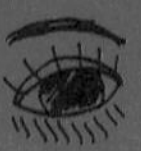

不寧腿症候群因應對策

重點摘要

- 不寧腿症候群會出現不適感、失眠與倦怠感。
- 基本的因應對策是攝取鐵含量豐富的食物。
- 禁菸禁酒，傍晚之後節制咖啡因。

如果出現不寧腿症候群：

●不要做的事

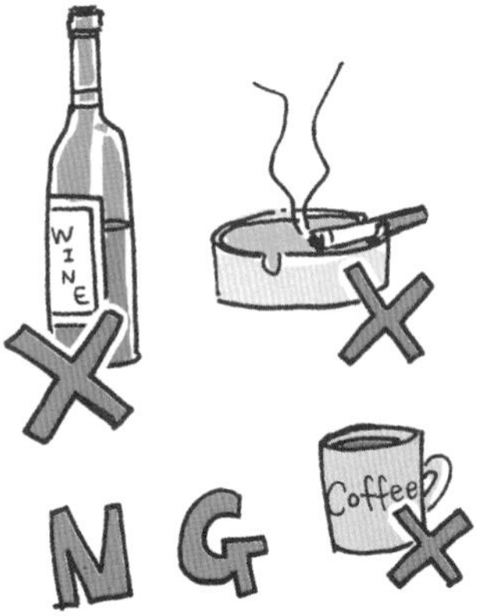

禁菸禁酒，咖啡因會助長發癢感覺，傍晚之後要加以節制。

●要做的事

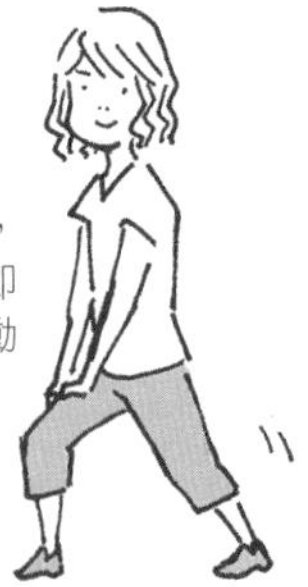

足部體操

將腳彎曲再伸直，做做簡單體操，即使只是讓腳動一動也好。

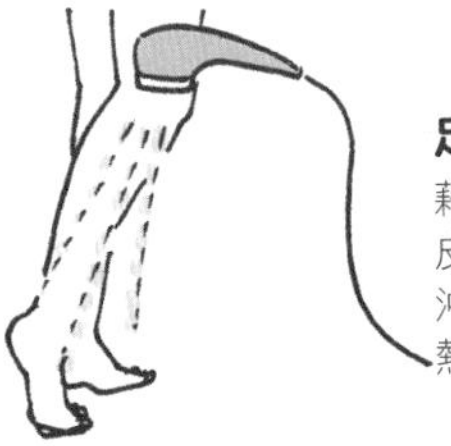

足浴

藉由溫度差來刺激皮膚，夏天以冷水沖腳，冬天則改用熱水。

力行禁菸禁酒與無咖啡因

貧血女子常伴隨不寧腿症候群。當靜止不動時，大腿、小腿肚，甚至腳底，會有彷彿有蟲在爬行的不快感，變得焦躁、坐立不安。這與小腿抽筋完全不同，抽筋是小腿肌肉異常收縮引起，不寧腿症候群有抽筋的感覺，實際上肌肉並未產生收縮。

出現不寧腿症候群，除了症狀令人難受，還經常睡不著，導致睡眠不足。就算睡著了，也無熟睡感。要改善症狀，首先要保持生活規律及鐵質豐富的飲食，可謂基本中的基本。

菸酒會加重發癢的感覺，因此要避免。傍晚後尤其要節制咖啡因類食品。激烈運動也最好避免，不過都不動也非好事，請做做簡單的運動和體操。出現症狀時，專注於一件事以轉移注意力，也會有舒緩效果。萬一症狀嚴重，請及早就醫。

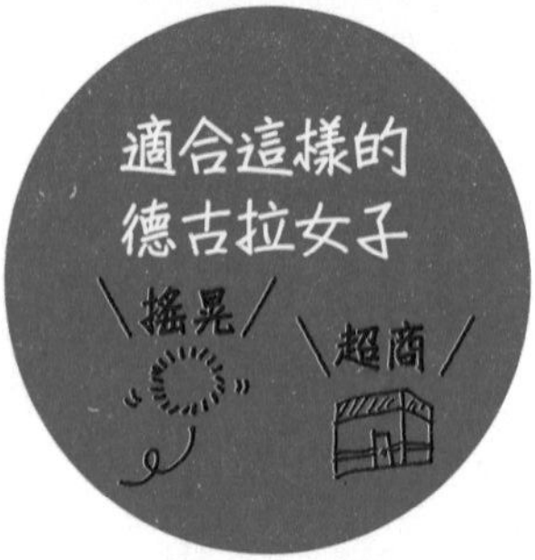

以廣播體操彌補運動不足 做弓箭步提升肌力

重點摘要

- 積極活動身體。
- 廣播體操是容易入門的運動。
- 以弓箭步好好鍛鍊下半身。

推薦給貧血女子的兩種運動

●廣播體操

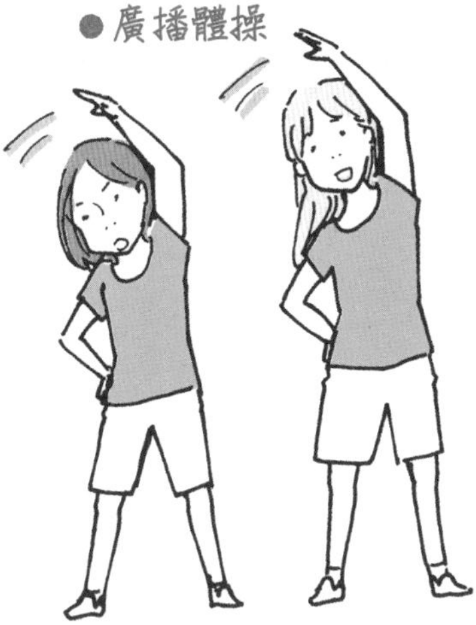

●弓箭步

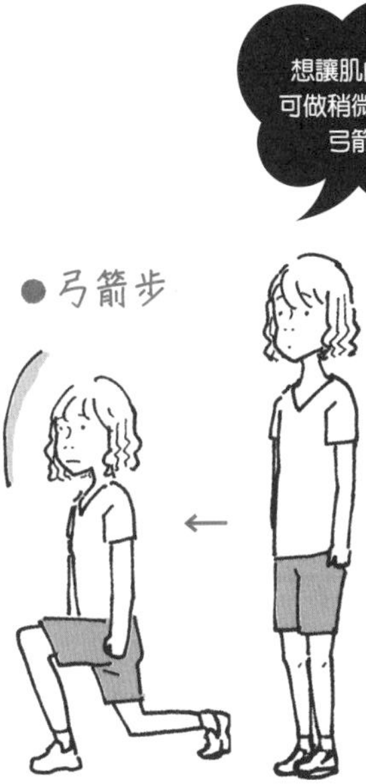

雙腳併攏站立，單腳向後跨，下蹲，雙腳彎曲，膝蓋不要貼地，靜止不動，再慢慢站起來。左右腳輪流，早晚約各進行10至15次，持之以恆。

透過廣播體操與弓箭步養成活動身體的習慣

從診療經驗中可以得知，整體而言貧血女子有運動不足的傾向。然而，適度的運動不僅有助於改善症狀，還能提升健康，希望大家都能積極嘗試。

就從廣播體操做起吧！日本的廣播體操分成二套，第一套男女老幼皆適合，第二套運動強度稍高。第一套由13個動作組成，可以活動到近400種肌肉，已經十分足夠。上網檢索，簡單就能找到相關資訊參考。

另外也推薦以弓箭步鍛鍊下半身。弓箭步是僅次於深蹲的肌肉主要訓練項目，對於鍛鍊臀大肌與後腿肌腱十分有效，不擅長運動的女性比較能做到位，產生效果。只是過於賣力，反倒可能因缺氧而喘不過氣，請記得一邊運動一邊留意身體的反應，務必以適合自己的步調往下作。

慢跑進行有氧運動

重點摘要

- 讓身體吸收氧氣的有氧運動，可燃燒脂肪，產生能量。
- 慢跑以平常走路步距的一半前進，對身體的負擔比較輕。
- 若想要燃燒脂肪的效果更好，請持續慢跑20分鐘。

以有氧運動增進氧氣循環

● 慢跑方法

1. 以蹠部著地

不用腳跟而是蹠部著地，可以減輕對膝蓋與腰部的衝擊與負擔。

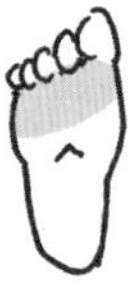

2. 縮小步距，約為平時走路的一半。

3. 下巴抬起、背部挺直。

4. 手臂自然擺動。

5. 嘴巴打開，自然呼吸慢慢跑。

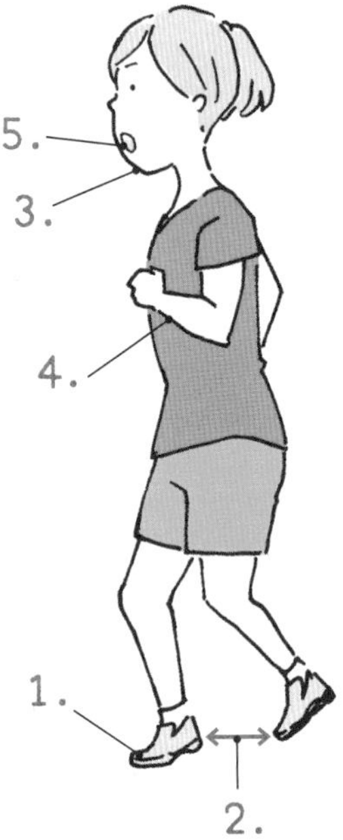

透過慢跑輕鬆從事有氧運動

要讓氧氣循環至全身，有氧運動無疑是最佳選擇。當氧氣能順利送達，令人在意的小毛病也可逐漸改善吧。有氧運動包括游泳、瑜珈、慢跑、騎腳踏車、有氧健身操等。適合貧血女子的是不會造成身體多餘負擔的慢跑。以還能談笑的慢速前進，缺乏運動細胞的人也能輕鬆上手。

換上方便活動的衣服與跑鞋，GO！大約以平時走路的一半步距，規律彈跳般前進。背部挺直、身體微向前傾，跑起來比較不會累。

腳底不往上蹬，只是觸及地面。不是有意識的抬膝，順勢動作就好。與其說是慢跑，其實更接近競走的感覺。一開始每天慢跑15至30分鐘，習慣後再拉長至1小時以內。絕對不要勉強苦撐，在不覺得累的程度下持續進行。

column

德古拉女子心聲 02

本身有子宮肌瘤，經期出血量太，每個月都很難受。
因為忙於照顧小孩與工作而壓力大時，突然眼前一片白，
覺得噁心，臉色迅速泛白。同事嚇了一跳，先讓我躺下休息再送醫院。
之後便持續注射鐵劑。動了子宮肌瘤手術，貧血已大幅改善。
（42歲．牙醫）

從20出頭時就有貧血，提重物呼吸會變得急促，
稍微跑步便氣喘吁吁。意識到「咦？難道又貧血了？」
便重新檢視調整飲食與睡眠。即使如此，
還是常喘不過氣，就要去醫院檢查了。
（32歲．打工族）

20幾歲時就有貧血，到30多歲懷孕後變成重度貧血，
醫院方面也很注意。為改善貧血，勤快吃羊栖菜、小松菜
與波菜等，但原本就不愛吃肉，怎麼也吃不下。
現在努力吃雞肉，紅肉還是沒辦法。生產後服用漢方調理，
現在已改善許多。（36歲．任職設計工作室）

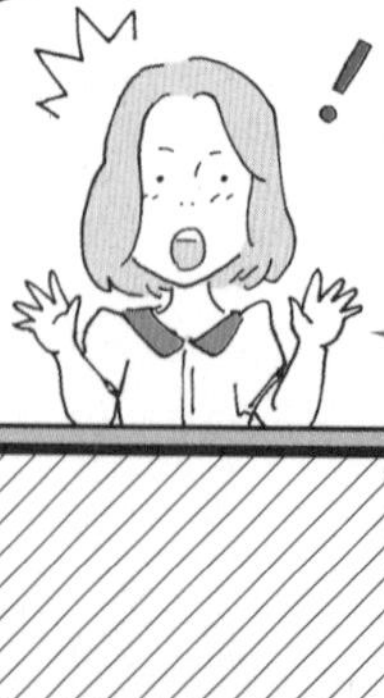

30至40歲的女性，是長期貧血大作戰的勇者。
有些人雖然知道如何對應，卻一直忍耐至狀況危急，
其實改變生活習慣或接受醫院治療，
就可以變得輕鬆許多。

4 章

不可不知的貧血機制

貧血會使體內產生什麼變化？
除了缺鐵性貧血，
還有哪一類貧血？
本章介紹貧血女子
不可不知的基礎知識。

成年女性每五人就有一人貧血！

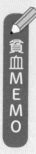

貧血MEMO

- 貧血患者中有¼是重度貧血與危險狀態。
- 日本幾乎未制定預防鐵質不足的國家政策。
- 每個人都應該對貧血提高警覺。

● 國外將預防鐵質不足當成國家政策

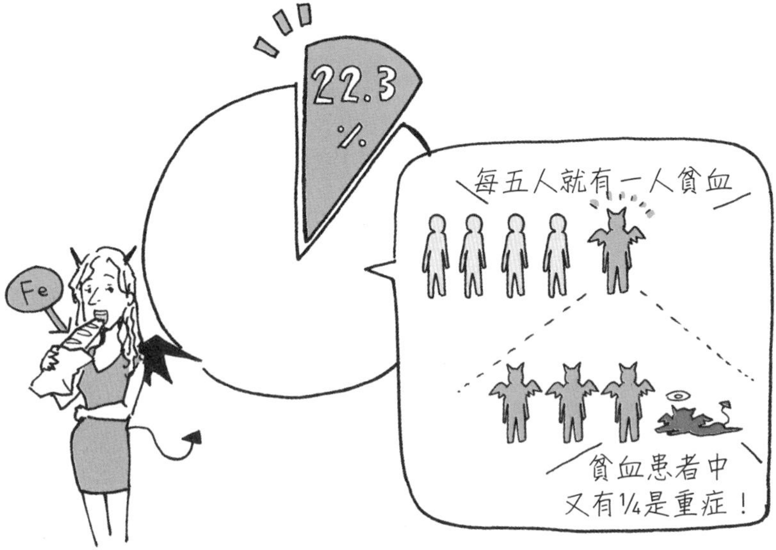
22.3%
Fe
每五人就有一人貧血
貧血患者中
又有¼是重症！

以1萬3千名健康的日本女性為調查對象（2006年虎之門醫院血液科．久住英二醫師發表），結果顯示未滿50歲的女性有22.3%有貧血，其中又有¼以上為重度貧血。相較於國外在主食等裡面添加鐵，日本幾乎沒有相關的貧血制度。

貧血已成國民病？務必要提高警覺

一見面，對方就以「怎麼啦？今天也很累嗎？」代替招呼語已是家常便飯。根據資料顯示，未滿50歲的日本女性，每五人就有一人貧血，且其中又有¼是重度貧血。日本已堪稱貧血大國，現況令人擔憂。

貧血是因為欠缺了鐵這個重要的營養素，世界各國均積極研擬預防鐵質不足對策。在美國、英國與瑞典，於小麥等主食中添加鐵作為國策。中國、越南與菲律賓也出現鐵質強化米與加鐵醬油。反觀日本，政府並未提出因應之道，單憑個人努力尋求改善。

一旦貧血，會被日常生活的各種不適所困擾，不僅造成不良觀感，對健康與美觀也有不良影響。對貧血提高警覺，早已是女性的必修課題。

低血壓與貧血相似但為不同疾病

貧血MEMO

● 眩暈與站起來頭暈的症狀類似，經常會被搞錯。

● 起立性低血壓也稱為腦貧血，但與貧血無關。

低血壓與貧血的差異

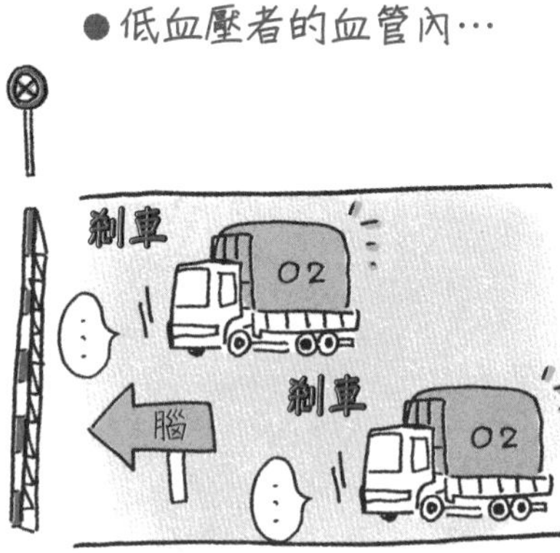
●低血壓者的血管內…
剎車
O2
剎車
O2
腦

不論是氧氣或載運的卡車都很充足，卻無法將氧氣送達腦部，造成腦部缺氧。

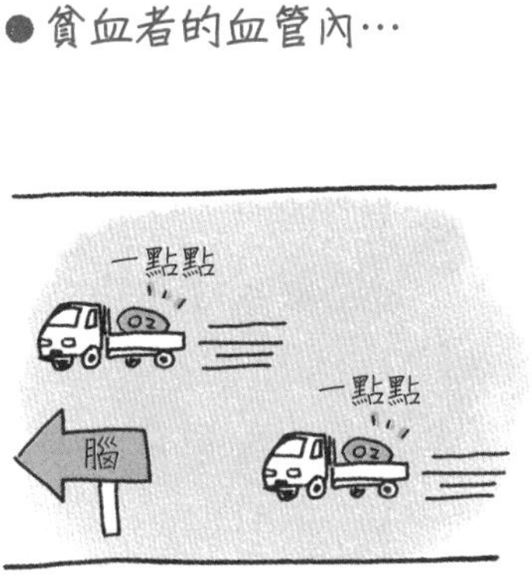
●貧血者的血管內…
一點點
O2
一點點
O2
腦

往腦部的通路是暢通的，但不論是物資或載運的卡車都不足，結果腦部與全身都處於缺氧狀態。

朝會時倒下是起立性低血壓而不是貧血

低血壓與貧血因為都有眩暈及站起來頭暈的症狀，常容易被搞錯，實際上是完全不一樣的疾病。

貧血是肺中接收氧氣的血液內，血紅素濃度變低的狀態。就好比卡車（血液）只載著少許氧氣（貨物）在全身巡迴。因為身體氧氣不足，當然就容易發生眩暈。

至於低血壓，血紅素濃度是正常的，但心臟這個幫浦的壓縮功能不彰，送出去的血液量呈現減少狀態。其中，起立性低血壓是突然站起來或是站立很久，導致血壓急降，無法將足量的血液送達腦中而缺氧，導致眩暈與頭昏。也就是說，載著滿滿貨物（氧氣）的卡車（血液）在到達腦部之前就熄火了。

學校開朝會時，小朋友因站太久而昏倒，是起立性低血壓，又稱為腦貧血，但與貧血無關。順帶一提，低血壓的人容易貧血一說並非事實。

貧血的成因

貧血MEMO

- 紅血球中的血紅素，在肺中與氧氣結合。
- 血紅素的原料是鐵。
- 鐵質不足會使血紅素減少，體內缺氧形成貧血。

增加氧氣的配送人力是脫離貧血的捷徑

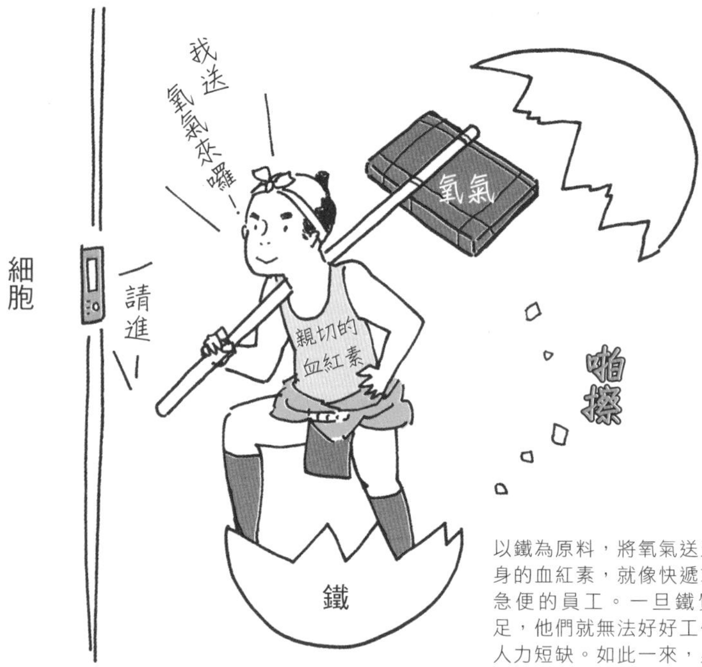

我送氧氣來囉！
請進
細胞
氧氣
親切的血紅素
啪擦
鐵

以鐵為原料，將氧氣送至全身的血紅素，就像快遞或宅急便的員工。一旦鐵質不足，他們就無法好好工作，人力短缺。如此一來，身體當然會變差。

月經會流失鐵質所以女性多貧血

血液是由紅血球、白血球與血小板等所組成。白血球與免疫有關，血小板負責止血，各司其職。紅血球的作用是在肺中與氧氣結合，送抵身體每個角落。

紅血球中的血紅素會牢牢抓住氧氣與之結合。製造血紅素的原料是鐵，當體內的鐵質不足，原料不夠，血紅素產量就會減少，無法抓住充足的氧氣，形成貧血。為免狀態惡化，心臟和肺會過度賣力工作，以便盡可能送出更多氧氣到體內，結果出現心悸等症狀。

可是，為什麼鐵會不足呢？一個原因是攝取的量太少，包括偏食、激烈瘦身的斷食與節食，或是吃的東西都不含鐵等營養失調所致。另一個原因是排出的量太多，女性因為月經出血使鐵排出體外，容易造成鐵質不足。另外，子宮肌瘤與子宮內膜症等婦科問題，導致出血量增加，更會流失大量的鐵。

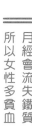

即使補鐵也治不好的貧血

貧血MEMO

- 溶血性貧血的紅血球壽命相當短。
- 再生不良性貧血是無法正常製造紅血球、白血球與血小板。
- 惡性貧血的原因在於維生素B_{12}或葉酸不足。

●溶血性貧血

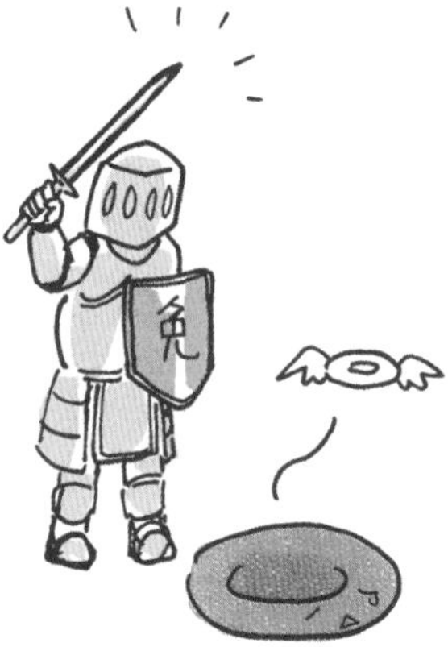

由於紅血球壽命比一般人短、紅血球減少所引起的，原因可能是自體抗體破壞紅血球，或是遺傳因子異常，而使紅血球容易死亡。

●再生不良性貧血

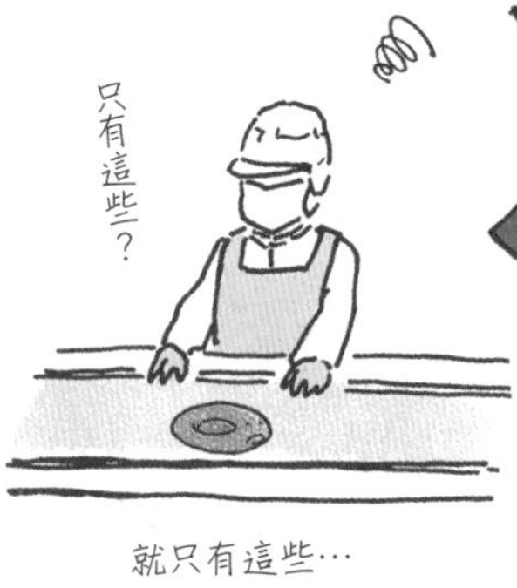

骨髓功能低下，無法正常製造紅血球、白血球與血小板而引起貧血。原因多半不明，屬於難治疾病。

●惡性貧血

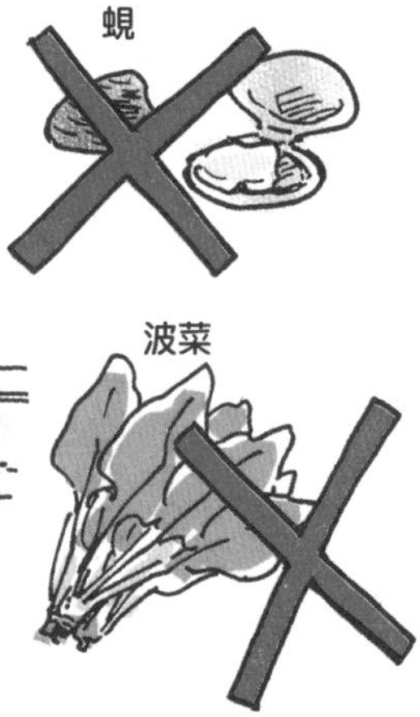

製造紅血球的原料維生素B_{12}與葉酸不足所致。不足的營養素可從食物等補充，進行改善。

素食者要留意
維生素B_{12}不足的惡性貧血

除了缺鐵性貧血，其他還有溶血性貧血、再生不良性貧血及惡性貧血等。相較於缺鐵性貧血，罹患率相當低，也許有些人並沒有聽過。

溶血性貧血是紅血球被破壞所引起的，即使補鐵也無法改善。紅血球約120天會循環再生，當壽命大幅縮短至只有15至20天，新紅血球的製造速度趕不上，紅血球就會激減造成貧血。

屬於難治疾病的再生不良性貧血，則不只是紅血球，連白血球與血小板都無法充分製造。原因大多不明，有可能是造血的骨髓功能低下所致。嚴重時必須輸血或骨髓移植。

至於惡性貧血則是製造紅血球所需的維生素B_{12}與葉酸不足引起的。可比照缺鐵性貧血的方法論，補充維生素B_{12}與葉酸就能加以改善。維生素B_{12}存在於動物性蛋白質與藻類等，素食者與崇尚長壽飲食法的人宜多加注意。

鐵有現役與備用兩種

貧血MEMO

- 人體內的鐵有血清鐵與儲存鐵兩種。
- 血清鐵包含於血紅素內，為現役的氧氣配送員。
- 儲存鐵包含於儲鐵蛋白內，為因應緊急狀態之用。

以棒球來比喻潛在貧血

●正常狀態

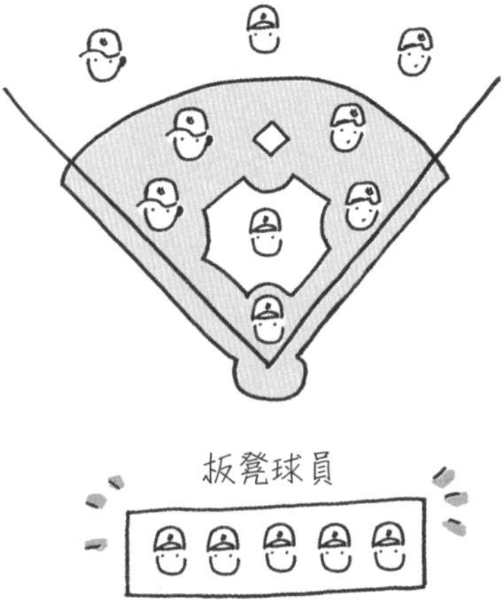

健康的人，不論現役選手或後備選手都充沛，體制健全，遇有狀況可立即因應。

●潛在貧血

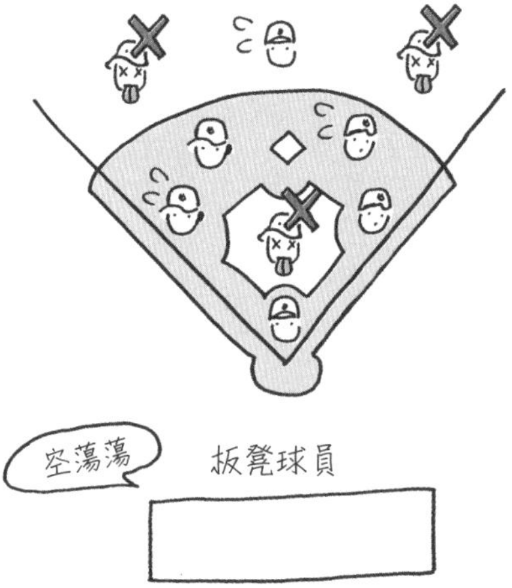

潛在貧血就像乍看之下明星球員一應俱全，但沒有後備選手，處於無人輪替的窘境。

儲鐵蛋白數值低 可能是潛在貧血

人體內約有3至4g的鐵，可再區分成血清鐵與儲存鐵兩種，位於不同位置，各有各的作用。整體中約⅔的鐵是血清鐵，包含於紅血球的血紅素內，為現役的氧氣配送員。剩下的⅓是主要儲存於肝臟等處的儲鐵蛋白，屬於後備選手。所謂吃肝補鐵，所吃的就是肝臟中的儲存鐵。

如果不能經常供應血液中血紅素所需的血清鐵，將因氧氣不足而無法生存。為此，缺鐵時，儲鐵蛋白中的儲存鐵就會釋放至血液中，彌補一時的不足，依此架構運作。

血液檢查時若檢查血紅素與儲鐵蛋白的數值，除了兩者都低的貧血，也有血紅素在正常範圍內，但儲鐵蛋白偏低的情形，這就是潛在貧血。由於成年女性很多人都是潛在的貧血，請務必再檢查一次妳的儲鐵蛋白值。

注意！孕婦容易貧血

貧血MEMO

● 在日本，30至40％的孕婦有貧血。

● 除了缺鐵性貧血，也有惡性貧血的狀況。

● 貧血媽媽生出早產兒與嬰兒體重過輕的可能性較高。

每10個孕婦就有3至4人貧血！

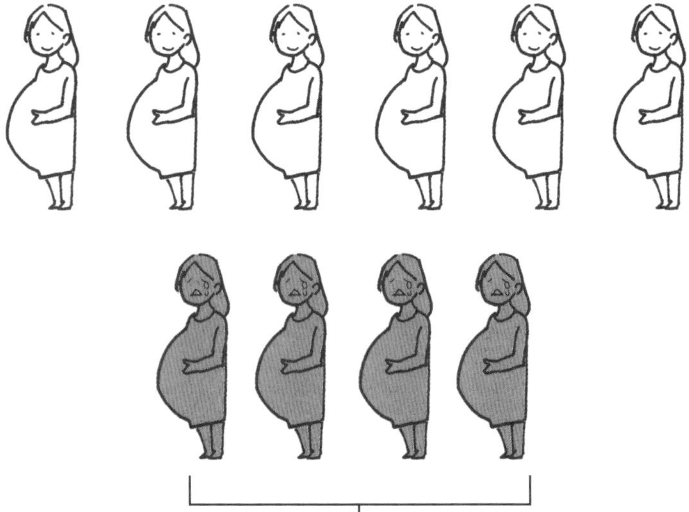

日本孕婦貧血的比例過高！

需要大量血液供給腹中胎兒氧氣與營養，所以孕婦容易貧血。萬一在未懷孕前就已經貧血，懷孕後情況將更嚴重。

為懷孕與生產作準備時不可忽視貧血

在日本，30％至40％的孕婦有貧血，數字高得驚人，非但無法與先進國家相比，且更接近發展中國家的56％，顯見日本貧血對策的落後。

腹中的胎兒從媽媽的血液汲取營養與氧氣來成長。母體的鐵會優先供給胎兒，所以孕婦容易貧血。孕婦需要更多血液及所有的營養，無奈要是害喜嚴重孕吐，不能好好吃東西，更容易引起貧血。孕婦的貧血，大部分是缺鐵性貧血，偶爾會有維生素B_{12}與葉酸不足的惡性貧血。

貧血不只媽媽本人難受，充足的營養與氧氣無法供應給胎兒，早產與體重過輕的可能也會提高。為免因應不及，女性在懷孕中甚至懷孕前，就應該對貧血提高警覺，備妥對策。

掌握醫院的貧血最新療法

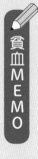

貧血MEMO

● 服用醫師開立的鐵劑。

● 鐵劑除內服外，還有靜脈注射與點滴治療。

● 不論哪一種都需要定期進行血液檢查。

配合身體狀況進行治療

●基本上是開立鐵劑

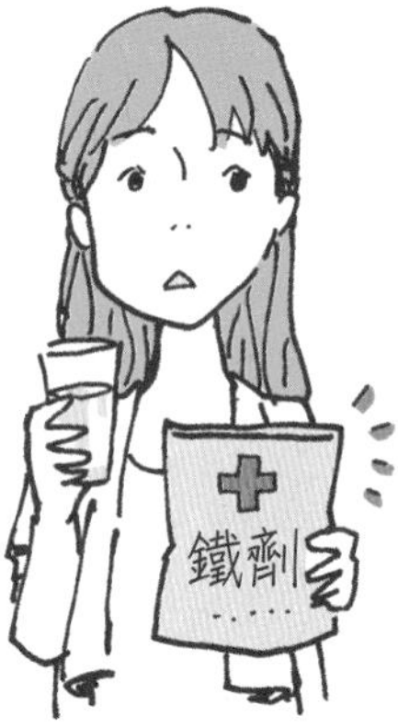

缺鐵性貧血的基本療法是服用鐵劑。但非即效性，需要持續服藥半年。

●靜脈注射與點滴治療

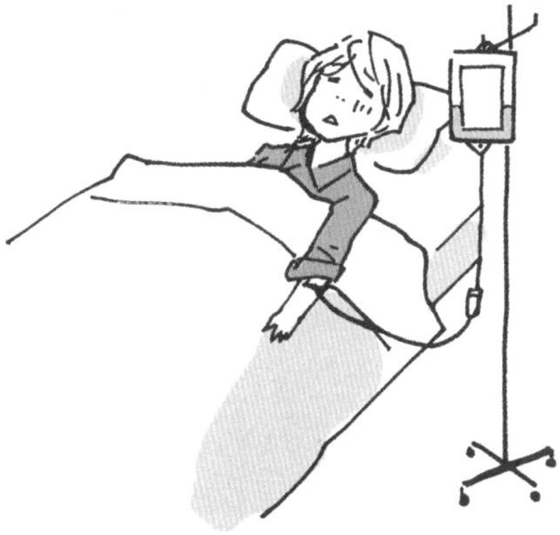

重度貧血必須緊急處理，或不適合服用鐵劑者，可藉由注射或打點滴，直接將鐵注入血管內。比起服用鐵劑，短時間就可看到成效，不過要多次跑醫院。

⚠ 服用藥劑的關係，大便有時顏色會變黑。
原因是未被體內吸收而殘留的鐵，會隨大便排出，這是正常狀況。

服用鐵劑以半年為準 也可靜脈注射或點滴治療

治療貧血的首選是飲食療法。萬一認真在飲食中攝取充分鐵質仍無起色，或是血紅素濃度為6、5、4的重度貧血，可服用醫生開立的鐵劑。定期進行血液檢查，確認血紅素濃度與儲鐵蛋白值。

鐵劑基本上是每天服用1至2次，約一周後，紅血球開始增加，3至4個月可改善貧血，但要讓身體整體的缺鐵狀況轉好，大約要服用半年，將儲存鐵的儲鐵蛋白也補滿。若感覺不適症狀緩解便自行中途停藥，很快會再復發，努力持續治療才是擺脫貧血的捷徑。

醫生開立的鐵劑有好幾種，代表性的是血絡泌膜衣錠（Ferromia）、Ferro-Gradumet，以及用於靜脈注射與點滴治療的含糖氧化鐵。基本療法是服用鐵劑，但如果出現噁心或便秘等副作用，難受到無法好好服用，或是在緊急狀況下，可以靜脈注射或點滴治療來補鐵。

適應鐵劑也有方法

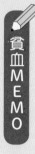

貧血MEMO

- 有時會有噁心、反胃、便秘、拉肚子等副作用。
- 覺得難受時，不要飯前空腹吃，改成飯中或飯後服用。
- 不論怎麼作都無法適應時，可換成其他種鐵劑。

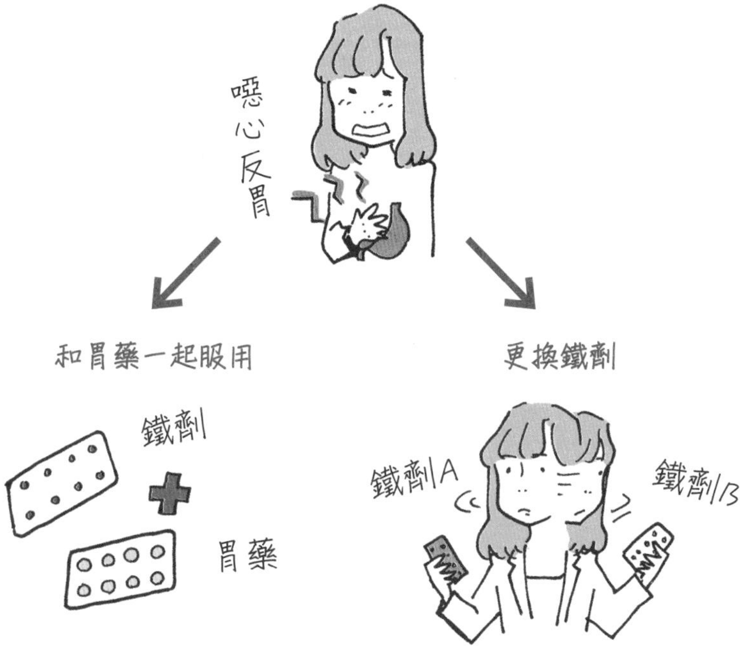
噁心反胃
和胃藥一起服用
更換鐵劑
鐵劑
胃藥
鐵劑A
鐵劑B

胃腸弱的人，可請醫生開立胃藥一起服用，或是請教醫生可否改成飯中或飯後服用。

怎麼都無法適應時，可與醫生商量，試著更換鐵劑。但不要自行下判斷，只需說明現況，交由醫生判斷。

不太受歡迎的鐵劑 與醫生商量尋求最佳選項

一旦開始鐵劑治療，需持續使用近半年。鐵劑雖然是貧血者的可靠盟友，但會刺激胃腸黏膜，所以並不受患者歡迎。除了噁心、反胃，也有不少出現便秘與拉肚子等副作用的案例，大大降低生活品質。有人持續服用後，身體能逐漸習慣，但也常聽患者抱怨「感覺很噁心，實在難以繼續服用」。

話雖如此，還是得適應鐵劑才行。一般為了提高吸收率，會指示於空腹時服用鐵劑，這也是胃腹受刺激的一個原因，一旦出現副作用，可考慮改成飯中或飯後食用。合併胃腸藥使用也是選項，或者是降低藥量、更換他種鐵劑。對策不只一種，不要覺得不舒服就自行判斷停藥，請和醫生商量，尋求最適合妳的方法。

貧血背後也許潛藏重大疾病？

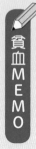

貧血MEMO

- 月經量大，可能是子宮肌瘤或子宮內膜症等婦科疾病引起的。
- 可能是潰瘍或癌等消化道疾病導致的慢性出血。
- 腫瘤突然出血也可能導致貧血昏倒。

掌握引發貧血的原因

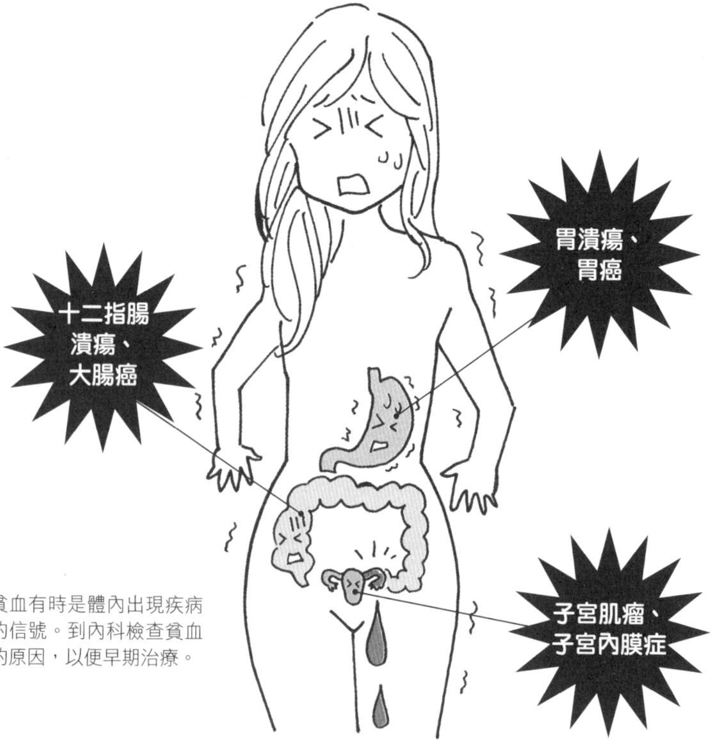
胃潰瘍、胃癌
十二指腸潰瘍、大腸癌
子宮肌瘤、子宮內膜症

貧血有時是體內出現疾病的信號。到內科檢查貧血的原因，以便早期治療。

健康檢查發現貧血 務必進一步就醫檢查

與治療同樣重要的是查明原因。出血過多是貧血的原因之一，成年女性馬上就想到月經吧？當出血量非常多引起貧血時，有可能是子宮內長腫瘤而增加出血量的子宮肌瘤，或子宮內膜症等婦科疾病。

另外，雖然罕見，但胃潰瘍與十二指腸潰瘍、胃癌或大腸癌的慢性出血，也會慢慢造成貧血，出現二次貧血。尤其是自己不易察覺的消化器官出血，不乏因為檢查貧血才發現癌症的例子。除了消化器官疾病，腎臟、肝臟、甲狀腺疾病及感染症等，也都會成為出血的原因。

卵巢、胃及腸等部位的腫瘤突然出血且量多，也會瞬間貧血而昏倒。

貧血背後可能潛藏重大疾病，一旦輕忽會很危險。若於健康檢查發現有貧血，首先應該要到醫院就診。

國家圖書館出版品預行編目資料

貧血保養完全手冊：跟倦怠、頭痛、失眠說bye-bye！／
濱木珠惠著；瞿中蓮翻譯.
-- 初版. -- 新北市：養沛文化館出版：雅書堂文化發行，
2020.06
面；公分. -- (養身健康觀；130)
ISBN 978-986-5665-83-8(平裝)

1.貧血 2.健康照護

415.612 109005481

SMART LIVING養身健康觀 130

貧血保養完全手冊

跟倦怠、頭痛、失眠說bye-bye！

作　　者／濱木珠惠
翻　　譯／瞿中蓮
發 行 人／詹慶和
執行編輯／陳昕儀
編　　輯／蔡毓玲・劉蕙寧・黃璟安・陳姿伶
執行美術／韓欣恬
美術編輯／陳麗娜・周盈汝
出 版 者／養沛文化館
發 行 者／雅書堂文化事業有限公司
郵政劃撥帳號／18225950
戶　　名／雅書堂文化事業有限公司
地　　址／新北市板橋區板新路206號3樓
電子信箱／elegant.books@msa.hinet.net
電　　話／（02）8952-4078
傳　　真／（02）8952-4084

2020年6月初版一刷　定價300元

ドラキュラ女子のための貧血ケア手帖

© Tamae Hamaki & Shufunotomo Infos Co., Ltd.2017
Originally published in Japan by Shufunotomo Infos Co., Ltd.
Translation rights arranged with Shufunotomo Co., Ltd.
Through KEIO CULTURAL ENTERPRISE CO., LTD.

經銷／易可數位行銷股份有限公司
地址／新北市新店區寶橋路235巷6弄3號5樓
電話／（02）8911-0825　傳真／（02）8911-0801

版權所有・翻印必究
（未經同意，不得將本書之全部或部分內容以任何形式使用刊載）
本書如有缺頁、破損、裝訂錯誤，請寄回本公司更換

原書Staff

裝幀／塙 美奈（ME&MIRACO）
內頁設計／谷 由紀惠
插畫／大埼メグミ
協力編輯／本村範子
校對／株式会社ぷれす
執行編輯／松本千鶴（主婦之友インフォス）

●本書介紹的方法，效果因個人體質等而有所差異，萬一使用後出現不適，請立即中止。

●懷孕中、準備懷孕、高齡者、特定疾病患者、正在接受某些治療者，請事先請教醫生。

參考文獻

・《貧血大国・日本》
山本佳奈／光文社

・《オトナ女子の不調をなくすカラダにいいこと大全》
小池弘人監修／サンクチュアリ出版

・《オトナ女子のための食べ方図鑑》
森拓郎／ワニブックス

・《頭痛女子バイブル》
五十嵐久佳監修／世界文化社

・《血流がすべて解決》
堀江昭佳／サンマーク出版

・《女30代からのなんだかわからない体の不調を治す本》
松村圭子／東京書店